Travail du Laboratoire de la Clinique Oph......
de la Faculté de Médecine de Montpellier (Professeur Truc)

ÉTUDE BACTÉRIOLOGIQUE

SUR LA

CONJONCTIVITE GRANULEUSE

PAR

C.-A. CAZALIS

DOCTEUR EN MÉDECINE

Interne provisoire des Hôpitaux de Montpellier (Concours 1895)
Ex-Interne des Hospices civils de Perpignan
Externe des Hôpitaux (Concours 1893)
Ex-aide de Clinique assistant à la Clinique Ophtalmologique
Boursier de la Faculté de Médecine (Concours 1893 et 1894)

MONTPELLIER

TYPOGRAPHIE ET LITHOGRAPHIE CHARLES BOEHM

Éditeur du Nouveau Montpellier médical

1896

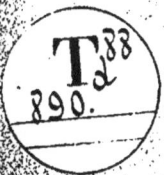

Travail du Laboratoire de la Clinique Ophtalmologique
de la Faculté de Médecine de Montpellier (Professeur Truc)

ÉTUDE BACTÉRIOLOGIQUE

SUR LA

CONJONCTIVITE GRANULEUSE

PAR

C.-A. CAZALIS

DOCTEUR EN MÉDECINE

Interne provisoire des Hôpitaux de Montpellier (Concours 1895)
Ex-Interne des Hospices civils de Perpignan
Externe des Hôpitaux (Concours 1893)
Ex-aide de Clinique assistant, à la Clinique Ophtalmologique
Boursier de la Faculté de Médecine (Concours 1893 et 1894)

MONTPELLIER

TYPOGRAPHIE ET LITHOGRAPHIE CHARLES BOEHM

Éditeur du Nouveau Montpellier médical

—

1896

A LA MÉMOIRE DE MON PÈRE

A MA MÈRE

A MA FAMILLE, A MES AMIS

C. A. Cazalis.

A MON PREMIER MAITRE DANS LES HOPITAUX

MON PRÉSIDENT DE THÈSE

Monsieur le Professeur TRUC

Jamais je n'oublierai votre enseignement,
et vos conseils si bienveillants.

A MON DERNIER MAITRE DANS LES HOPITAUX

Monsieur le Professeur MAIRET

Correspondant de l'Académie de Médecine
Doyen de la Faculté
Chevalier de la Légion d'Honneur

Respectueux témoignage de
profonde reconnaissance.

A TOUS MES MAITRES

C. A. CAZALIS.

AVANT-PROPOS

Arrivé au terme de notre scolarité médicale, une pensée nous domine. Elle est faite de souvenir et de reconnaissance envers tous nos maîtres de cette Faculté, auprès desquels nous avons toujours trouvé, non seulement les enseignements cliniques les plus élevés, mais encore les meilleures marques de bienveillance et de dévouement.

Chers Maîtres, nous vous tiendrons toujours, dans notre pensée, à la meilleure place de la reconnaissance et du respect.

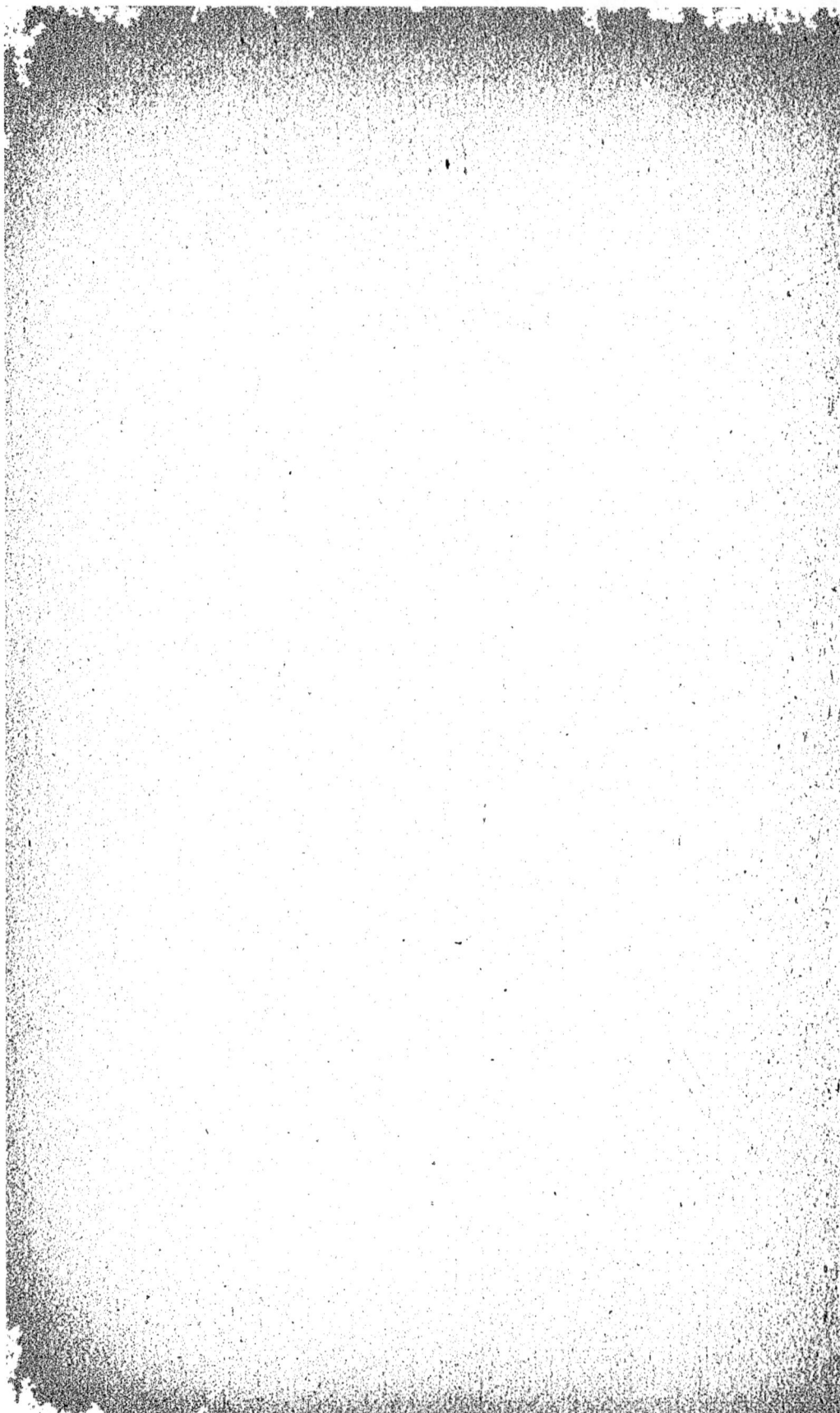

INTRODUCTION

L'étude de la flore bactérienne de la conjonctivite granuleuse fait l'objet de notre travail.

L'ophtalmie granuleuse est très répandue dans tout le bassin
de la Méditerranée. Nombreux sont les granuleux, qui viennent à
la clinique ophtalmologique de la Faculté de Montpellier cher-
cher un adoucissement à leur infortune.

Etudiée déjà par notre maître, le professeur Truc, et sous son
inspiration, dans son mode de propagation, dans son évolution,
dans son traitement, dans sa pathogénie, dans ses modifications
anatomo-pathologiques, la conjonctivite granuleuse s'offrait à
notre étude sous le côté bactériologique.

C'est ce côté bactériologique, si controversé et si difficile, que
nous avons abordé sans aucunes prétentions, guidé par les conseils de notre maître.

Pour mener notre travail à bonne fin, nous avons eu maintes
fois recours à l'obligeance de M. le professeur agrégé Bosc, et
c'est pour nous un devoir, de le remercier de sa sollicitude toujours prête.

DIVISION DU SUJET

CHAPITRE PREMIER.

Bactériologie de la conjonctivite granuleuse.

CHAPITRE II.

Recherches personnelles.

CHAPITRE III.

Conclusions.—Déduction sur la pathogénie de la conjonctivite granuleuse.

ÉTUDE BACTÉRIOLOGIQUE

SUR LA

CONJONCTIVITE GRANULEUSE

CHAPITRE PREMIER

Bactériologie de la Conjonctivite granuleuse. Revue générale.

La bactériologie de la conjonctivite granuleuse n'a pas d'enfance, elle entre tout d'un coup, en 1881, en pleine évolution, et s'enrichit rapidement de nombreux travaux.

Nous allons brièvement analyser tous ces travaux, sous forme de tableau synoptique, en ayant soin d'éliminer du cadre de notre revue les travaux concernant la bactériologie de la conjonctivite folliculaire, dont l'identification à la conjonctivite granuleuse n'est pas encore indiscutable.

Année 1881. — Hirschberg et Krause (42), les premiers en date, font l'examen de la sécrétion conjonctivale dans la conjonctivite trachomateuse. Ils trouvent des bâtonnets bactériens à la période aiguë de l'affection, rien à la période chronique.

Sattler (83), au Congrès de Heidelberg, s'inspirant des tra-

vaux de Haab (43) et de Neisser (67), sur la conjonctivite purulente des nouveau-nés, vient décrire des micrococcus rencontrés sur des conjonctives granuleuses, et très semblables aux
microcoques de la blennorrhée. Ils ont, dit-il, une forme invariablement circulaire, et affectent un dispositif en angles de
triangle ou de rectangle. Le plus fréquemment, ils sont réunis
par 3 ou 4. Jamais ils ne se disposent en chaînes ; jamais ils ne
s'assemblent en véritables masses de zooglées. Ils sont mobiles.

L'auteur les cultive et déclare avoir pu transmettre le trachome à l'homme, non aux animaux, en inoculant à la conjonctive, le produit d'une culture de micrococcus.

Leber (51) prend la parole après la communication de Sattler,
et sa thèse vise surtout la détermination du point de colonisation des micro-organismes. Ce point de colonisation est pour
lui, le tissu même de la conjonctive.

Année 1882. — Deuxième communication de Sattler (83), à
la société ophtalmologique de Heidelberg.

Par la méthode des cultures sur substances solides décrite par
Koch (Reincultur), l'auteur isole les micro-organismes qui doi-
vent seuls rester en cause. Au point de vue de la morphologie,
Sattler n'a rien à ajouter de nouveau sur les micrococcus du
trachome. Au point de vue expérimental, l'auteur cite, à l'appui
de la spécificité du micrococcus trachomateux, une inoculation
positive dans le cul-de-sac conjonctival d'une petite fille. L'examen histologique de la conjonctive du sujet n'a pas été fait,
mais l'auteur ne doute pas qu'il ne soit venu confirmer la nature
trachomateuse du processus qui a évolué sous ses yeux.

Année 1884. — Koch (48), se trouvant en Egypte, pour étu-
dier le choléra, étudia l'ophtalmie de ce pays. Il décrit des microcoques nombreux. Il isole en outre des bacilles, analogues à
ceux de la septicémie des souris, bacilles qui semblent identi-
ques à ceux que Kartulis (49) et Weecks (98) étudièrent plus
tard dans les conjonctivites catarrhales.

Année 1885. — Raehlmann (76) isole, dans la conjonctivite granuleuse, des micrococci ronds, plus petits que les micrococci de l'urèthre.

Année 1886. — Poncet (75) relate le résultat de l'examen de micrococcus, dans les coupes histologiques d'une cornée atteinte de trachome.

Michel, de Wurtzbourg (59), publie de laborieuses recherches sur le micro-organisme de l'ophtalmie d'Egypte, recherches effectuées à l'occasion d'une épidémie de conjonctivite granuleuse, sévissant dans l'orphelinat d'Aschaffenbourg. Bien que ce travail soit mis en suspicion par Logetchnikow (52), qui prétend que l'auteur s'est trouvé en présence d'une épidémie de catarrhe folliculaire, et non de véritable trachome, nous n'en rapportons pas moins les conclusions finales.

L'auteur conclut :

1º Le coccus du trachome doit être recherché dans le tissu même du follicule muqueux.

2º Au point de vue morphologique, le coccus du trachome doit être rangé dans la catégorie des diplococcus. Il affecte la forme d'un pain, il est remarquable par sa ténuité. Il se colore par toutes les matières colorantes à base d'aniline. Il est privé de tout mouvement de déplacement, mais est animé d'un mouvement de rotation et d'oscillation très manifeste.

3º Dans les cultures en pointe, le coccus du trachome se développe sous forme d'un gazon blanc grisâtre. Jamais la gélatine ne se liquéfie.

4º Dans le sérum sanguin, il se développe le long de la ligne d'inoculation, une raie blanche qui s'épanouit ultérieurement sous forme d'un nuage blanc.

5º Sur la pomme de terre, le produit de culture est misérable.

6º Une température élevée accélère, en général, le développement du microbe.

7° En inoculant par piqûre dans la conjonctive humaine de petites parcelles provenant de cultures, on y fait éclore de véritables trachomes.

Année 1887. — Koucherski (50) entreprend l'étude bactériologique du trachome. Il examine la sécrétion conjonctivale d'une part, et d'autre part le follicule trachomateux.

Dans la sécrétion conjonctivale de cas aigus et chroniques, il rencontre, tantôt isolés, tantôt associés, des bacilles et des micro-coques.

Dans les follicules trachomateux il rencontre de petits diplo-coques qu'il nomme coccus du trachome.

Ce coccus offre les caractères suivants : La gélatine pepto-nisée est liquéfiée, et il se forme à la surface une membrane blanche, visqueuse et effilée ; en même temps un précipité tombe au fond du tube. Les cultures sur terrain solide se présentent sous forme de taches blanches, facilement confluentes, qu simu-lent une membrane, terminée en filaments.

L'examen microscopique permet de reconnaître, que ces coccus sont constitués par des diplocoques analogues aux gonocoques. Tantôt ils se montrent sous forme de monocoques, tantôt sous forme de diplocoques en 8. Ils se groupent et forment souvent des chaînettes.

Avec ce micro-organisme l'auteur tente 24 inoculations (pigeons, lapins, chats, chiens). Le résultat est négatif. Il tente 5 inoculations à l'homme, sans résultat plus heureux.

Schmidt (86) fait des micro-organismes du trachome le sujet de sa thèse de doctorat. Il attribue le trachome à un microbe spéci-fique semblable au staphylococcus pyogenes, mais plus grand, moins mobile, moins liquéfiant. Ce microbe paraît être l'analogue du coccus de Sattler. Quant au microbe de Michel, l'auteur pense qu'il n'est autre que le microbe de la blennorrhée, ou du trachome combiné à la blennorrhée. L'auteur réussit à reproduire le trachome chez les oiseaux; il n'a du succès chez les mammifères qu'après des inoculations réitérées.

Année 1888. — Staderini (88) se place au premier rang des chercheurs du microbe spécifique, surtout dans la voie expérimentale.

Il isole un diplocoque, ressemblant au gonocoque, mais encore plus petit. Il l'inocule à des animaux placés dans des conditions d'hygiène défectueuses, et arrive au résultat suivant : Les inoculations faites dans le sac conjonctival des lapins, avec les cultures des diplocoques, ont donné naissance à la conjonctivite trachomateuse, chez ceux qui étaient mal nourris et tenus dans un milieu resserré, tandis que le résultat de l'inoculation a été négatif chez ceux qui étaient bien nourris et vivaient dans un grand espace.

Ces faits-là confirment les données de l'expérience clinique, à savoir que la résistance diminuée de l'organisme, la mauvaise alimentation, la demeure de plusieurs personnes dans des espaces restreints, prédisposent à contracter la conjonctivite granuleuse.

L'auteur porte ensuite son examen sur l'anatomie pathologique de la conjonctive enflammée par le trachome, et déclare que la granulation est due à la stimulation exercée par les micro-organismes sur les éléments anatomiques qu'ils ont pénétrés, et à l'émigration des corpuscules blancs du sang, dans la localité où la stimulation a eu lieu.

Petresco, de Bucharest (74), a repris pour la conjonctivite granuleuse, à propos d'une épidémie sévissant sur les soldats de l'armée roumaine, les expériences de M. Gayet (34) entreprises dans un thème plus général.

J'ai trouvé, dit-il, dans ces produits de sécrétion, les staphylococcus pyogènes, albus, aureus, citreus, un streptococcus, plusieurs bacilles, et plusieurs microcoques, dont un, que j'ai pu isoler en cultures pures, me paraît avoir une importance parti-

culière en l'espèce. Il diffère du microcoque de Sattler et Michel
en ce qu'il liquéfie la gélatine, de celui de Neisser en ce qu'il
se colore très bien par le Gram, et enfin de celui de Poncet en ce
qu'il se rencontre dans le tissu même des granulations et non
pas seulement dans les leucocytes. Toutes mes tentatives d'inoculation sur les animaux sont restées infructueuses.

M. Dor, répondant à M. Petresco, estime que du fait de la
multiplicité des germes trouvés résulte un doute complet, et
que le microbe spécial est encore à découvrir.

Année 1889. — Reid (81) ne trouve pas de micro-organismes
dans le trachome.

Année 1890. — Au Congrès international de Médecine de
Berlin, section d'ophtalmologie, la question du trachome est
mise en avant.

MM. Raehlmann, Schmidt-Rimpler, Swaen-Burdet, H. Sattler,
Chibret, prennent part à la discussion. Tous ces auteurs sont
d'accord pour reconnaitre la nature indubitablement infectieuse
du trachome, mais aucun des micro-organismes déjà étudiés
comme spécifiques, ne reçoit la sanction de l'approbation una-
nime. En cette même année, M. Shongolowitch (87) écrit une
thèse de doctorat, qui mérite beaucoup d'attirer l'attention.

Il s'attache à décrire un bacille trouvé dans le contenu du
follicule trachomateux. Ce bacille est court, se distinguant par sa
petite taille, et sa difficulté de coloration. Il se rapproche assez,
par ses caractères morphologiques, du staphylocoque.

L'inoculation de la culture pure de ce bacille sur le chat et le
lapin, a donné lieu du côté des conjonctives, à une phlegmasie à
allures trachomateuses.

Il signale, à côté de ce bacille, quelques espèces de microcoques.

Année 1891. — Noisewki (68) déclare qu'aucun des microbes
trouvés par les divers auteurs n'est spécifique, et il donne la

description d'un agent infectieux nouveau qu'il a découvert. Ce microbe se rapprocherait beaucoup du microsporon furfur de Kaposi, et en raison de ce rapprochement il lui donne le nom de microsporon trachomatosum ou fagium.

Ce microsporon se compose :

1° De filaments mycéliens, sans divisions, ramifiés, entrelacés.

2° De gonidies disposées en amas plus ou moins considérables.

Etant donnés les caractères microscopiques de cet agent microbien, nous nous demandons s'il ne s'agit pas en l'espèce, du streptotrix Fœrsteri, que nous avons rencontré dans nos recherches bactériologiques sur le trachome.

L'auteur déclare, sans s'appuyer toutefois sur le témoignage de l'anatomie pathologique, que des inoculations sur la conjonctive du lapin, ont donné des résultats positifs, au bout de quatre à cinq semaines.

Fulton (31) est d'avis que le microcoque de Michel est l'agent spécifique de la conjonctivite granuleuse.

Année 1893. — Muttermilch (63) est l'auteur d'une série de travaux. Ses conclusions sont entièrement négatives : « L'association des recherches bactériologiques, aux faits cliniques, qui démentent souvent le caractère contagieux du trachome, nous permet de conclure que celui-ci n'existe pas ».

Ottava (71) pense que le trachome est une blennorrhagie à forme atténuée.

Année 1894. — A. Guénod (36), dans le cours d'une revue générale sur la flore bactérienne des conjonctives, expose les résultats obtenus dans le cas spécial du trachome. Il se prend à douter de l'existence du microbe spécifique. Bien que la contagion des granulations, dit-il, soit appuyée sur de sérieux arguments, on ne peut, en considérant la localisation si particulière de la maladie, dans le tissu lymphoïde, se défendre de songer à une origine endogène.

CONCLUSIONS TIRÉES DE CES DIVERS TRAVAUX. — Nous sommes
amené à formuler nos conclusions sous trois chefs :

1° La nature microbienne du trachome est admise par tous
les auteurs.

2° Les agents dits spécifiques sont multiples. Ils ont leurs
défenseurs, ils ont leurs détracteurs.

3° Aucun d'eux ne réunit les conditions de souveraine spécificité. Tout au plus, faut-il avancer en première ligne le coque de
Sattler et Michel.

CHAPITRE II

Recherches personnelles.

———

Nous avons entrepris la recherche des micro-organismes qu'héberge l'œil atteint de conjonctivite granuleuse.

Les premières conditions d'examen, dans lesquelles nous sommes placés, ont été les suivantes :

Nous avons pris deux sujets, atteints de conjonctivite granuleuse type, sujets qui n'avaient jamais été soignés, et dont les culs-de-sac conjonctivaux étaient vierges de toute application thérapeutique. — Cette première condition d'examen nous a paru de la plus haute importance, et nous avons été heureux de la trouver réalisée sur deux sujets, dont voici brièvement l'histoire oculaire :

Première Observation.

M. B..., 33 ans, charretier, domicilié à Perpignan.

C'est un homme de haute taille, maigre, aux téguments pâles et décolorés.

Ses antécédents héréditaires sont muets, car le malade ne se connaît pas de famille. Il a vécu de la vie errante, a souffert beaucoup de privations de toutes sortes. Il se souvient d'avoir eu à 12 ans une fluxion de poitrine.

Depuis bientôt quinze ans, ses yeux ODG coulent, sont rouges et douloureux. La vue est trouble, mais l'acuité est bonne. Jamais il n'a pris

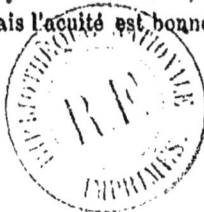

la peine de se soigner, et s'est laissé aller à exercer son métier, au milieu des alternatives de rémissions et d'exacerbations de sa maladie oculaire. Il se contentait d'applications d'eau froide, quand la maladie prenait une acuité trop douloureuse.

L'examen de l'ODG nous donne les résultats suivants :

ODG. *Conjonctivite granulo-lacrymale. Pannus.* — Les culs-de-sac conjonctivaux sont farcis de granulations veloutées, saillantes, presque pédiculées. Hyperhémie considérable. Sténose lacrymale. Canal lacrymal et conduits lacrymaux difficilement perméables. La cornée est le siège d'un pannus granuleux vascularisé. L'iris est sain, réagit parfaitement suivant les lois physiologiques. L'acuité $= 1$, mais les objets sont vus comme à travers un brouillard. Le fond de l'œil est sain.

Observation II.

M. C..., 14 ans, écolier, domicilié à Perpignan.

C'est un enfant du peuple ouvrier, constamment dans les rues, la proie facile de tous les attributs de la misère physiologique. C'est le lymphatique, bouffi, exsangue.

Il parait posséder des antécédents héréditaires, riches en maladies de l'appareil pulmonaire ; en un mot, c'est le produit d'une souche tuberculeuse. Lui-même tousse beaucoup, a des bronchites tous les hivers, mais jamais encore il n'a gardé le lit plusieurs jours consécutifs. L'examen de l'appareil pulmonaire est absolument négatif.

Au cou, dans la région sous-maxillaire, dans la région inguinale, on sent par la palpation des amas de ganglions, de la grosseur d'un pois-chiche. Anémie profonde. C'est dans l'espoir de quelques jours de vie heureuse que le petit malade est amené par ses parents pour être hospitalisé.

Les personnes qui lui donnent des soins, ont remarqué que tous les matins les yeux sont collés ; il y a de la photophobie au grand jour, et la tête prend des inclinaisons, en vue d'atténuer la trop vive clarté des rayons lumineux.

Nous examinons l'état oculaire. Nous trouvons les mêmes lésions ODG.

Conjonctivite granuleuse. Pas de lésions cornéennes. Etat lacrymal léger.

Les conjonctives sont en effet le siège d'un riche développement de granulations ; mais ici les granulations ont de la tendance à prendre la forme fibroïde. Quelques-unes cependant sont rouges, luisantes, veloutées.

Les culs-de-sac supérieurs sont surtout atteints, et l'on est vraiment surpris, en retournant les paupières, de trouver de telles lésions que l'absence de troubles cornéens même légers semblait éloigner. Le globe est sain dans toutes ses parties et dans toutes ses fonctions.

Le traitement a été nul. Une seule fois il y a deux ans, il y avait eu une première poussée inflammatoire du côté des yeux, contre laquelle, les parents dans leur crédulité, malheureusement récompensée par le succès, avaient lutté, par des lavages avec de l'urine.

En résumé, deux milieux conjonctivaux, appartenant l'un et l'autre à des sujets soumis aux influences de la misère physiologique, milieux conjonctivaux indubitablement porteurs de granulations, milieux conjonctivaux exempts de toute tentative thérapeutique, et de ce chef, réalisant une grande pureté de type.

Méthodes suivies dans la Recherche des Microbes de la Conjonctivite granuleuse.

PREMIÈRE MÉTHODE. — MÉTHODE DIRECTE.

Examen au microscope de préparations faites directement avec les larmes, le mucus conjonctival, le produit du frottis des granulations.

Les préparations par la méthode directe, ont été faites, non seulement pour les yeux granuleux de nos deux sujets d'expérimentation ; mais encore pour les yeux granuleux de 10 autres personnes, celles-là ayant reçu des soins appropriés : (scarifications, raclages, ablation des culs-de-sac conjonctivaux supérieurs, collyres divers, brossages au sublimé à 1/2000, 1/1000, 1/500).

La technique opératoire a été celle de toute préparation microscopique.

Nous avons souvent appliqué la méthode de Gram.

Les colorants employés ont été les suivants : liquide de Ziehl, solution aqueuse et solution alcoolique de fuchsine, éosine, vésuvine, violet de gentiane, vert de méthyle, bleu de méthylène, bleu de Kühne, bleu de Loëfler.

L'examen de ces diverses préparations nous a conduit au résultat suivant :

Toujours nous avons rencontré des micro-organismes; ceux-ci toutefois bien plus nombreux dans les préparations faites avec le liquide des larmes et le mucus conjonctival, que dans les préparations faites avec le produit des frottis à l'aide d'une spatule en platine sur le tissu granuleux.

Donc, *premier point* : micro-organismes plus nombreux dans les liquides conjonctivaux des granuleux que sur le tissu granuleux lui-même.

Deuxième point : Dans les yeux granuleux, présence constante de micro-organismes à formes variées.

Cette constatation est à rapprocher des constatations résultant des travaux d'expérimentation de Fick sur les microbes de la conjonctive dans son état normal, et dans quelques états pathologiques. Fick (26) prenait des particules de mucus ou une larme, qu'il étalait et desséchait sur une lamelle, et traitait ensuite par une couleur d'aniline en solution aqueuse.

Il examine 85 yeux dont $< \begin{matrix} 49 \text{ sains,} \\ 36 \text{ malades.} \end{matrix}$

6 fois il obtient un résultat négatif sur les 49 yeux sains. Toujours pour les yeux malades il a un résultat positif. Dans une

autre série d'expériences, il examine 50 yeux sains ; il ne trouve des micro-organismes que 18 fois. Donc pour 32 yeux, résultat négatif.

En résumé : Dans l'état pathologique, la conjonctive fournit toujours des micro-organismes visibles dans les préparations directes — (Fick). Dans l'état pathologique désigné sous le nom de conjonctivite granuleuse, la présence de ces micro-organismes dans les préparations directes est absolument constante.

Quels sont les micro-organismes que nous avons rencontrés ? Voici leur énumération, par ordre de fréquence, autant que l'imperfection de la méthode directe nous a permis de les caractériser :

1. Staphylococcus.
2. Streptococcus.
3. Coccus et diplococcus.
4. Bacilles, dont une variété ressemblait au bacille de Weecks, et se décolorait par le Gram.
5. Gonococcus, rencontré très nettement une fois sur les conjonctives d'une femme, lessiveuse de profession, sans passé ni présent génital, et dont le diagnostic oculaire était : Conjonctivite granuleuse ODG. — Pannus. — Abcès de la cornée OD. — Entropion partiel et trichiasis ODG.

Nous tenons à ajouter, en dernière analyse, que les micro-organismes étaient bien moins nombreux, bien moins variés, dans les préparations faites avec les produits conjonctivaux des conjonctivites granuleuses arrivées au stade de la formation de tissu fibreux cicatriciel.

Le mode d'investigation que la méthode directe met entre nos mains, est bien impuissant à nous amener à caractériser les diverses espèces microbiennes. Tout au plus, cette méthode peut-elle nous permettre de les constater.

Leur *étude*, leur *isolement en espèces* de même famille, leur *action pathogène* ou non pathogène, voilà les problèmes à la résolution desquels nous conduit la *méthode indirecte, ou méthode de Koch*.

Deuxième Méthode. — Méthode Indirecte. (R. Koch).

Cultures sur milieux divers, solides et liquides, avec :

1º Série A. — *Le liquide des larmes, et le mucus conjonctival.*

2º Série B. — *Le produit de frottis énergiques sur le tissu granuleux préalablement asséché.*

3º Série C. — *Le produit de râclage obtenu avec un fil de platine, un peu étalé en palette, introduit et agité dans le sein d'une granulation, préalablement incisée avec un couteau de Græfe soigneusement flambé.*

1º Série A. — *Ensemencement avec le liquide des larmes et le mucus conjonctival.* — Nous allons exposer rapidement l'évolution générale des cultures, sur les divers milieux nutritifs.

Tubes de gélose nutritive. — Premières 12 heures, rien.

24º heure : apparition de colonies lenticulaires, surélevées, de couleur jaune or. — D'autres colonies plus claires et variant comme couleur, du jaune clair, au blanc sale, apparaissent également. — Ces colonies sont nummulaires, à contours bien limités.

48º heure. — Les premières colonies apparues vont en s'agrandissant en surface.

En même temps, apparition dans les diverses stries d'ensemencements de petits points blanc sale, souvent comme entourés d'un voile. Ces colonies punctiformes simulent une chaîne, mais les chaînons sont séparés les uns des autres, ils ne sont pas accolés.

50ᵉ heure. — Une des colonies lenticulaires, apparue lors dès premières 24 heures, sur un tube de gélose nutritive a changé d'aspect. Au lieu de s'accroître seulement en surface, elle tend à s'enfoncer dans l'épaisseur de l'agar. Elle a pris un aspect blanc laiteux, et est devenue gauffrée, écailleuse. Ses limites sont irrégulières.

3ᵉ jour. — Les diverses colonies s'agrandissent. La colonie de la 50ᵉ heure s'est revêtue d'un voile blanc crayeux, tandis qu'elles pousse des prolongements analogues à de la paraffine demi liquide, dans la profondeur de l'agar.

Examen microscopique de ces diverses colonies. — Préparations au liquide de Ziehl — à la fuchsine solution alcoolique — au violet de gentiane — au bleu de Loëfler — au bleu de Kühne.

« Colonies lenticulaires jaune or = Staphylococcus.

» Colonies punctiformes en chaînettes = Coccus — Micrococcus — Diplococcus — Streptococcus.

» Colonie unique au voile blanc crayeux = Avec le voile du dessus — Filaments ondulés, spiralés, d'un demi μ de largeur environ, de longueur variable, sans membrane d'enveloppe, enchevêtrés comme un paquet de ficelle, se terminant quelquefois par des formes arrondies à peine dessinées — Avec le dessous du voile : Micrococcus — Diplococcus — Bacillos.

Tubes de gélatine. — Premières 24 heures. — Rien.

36ᵉ heure. — Petites colonies ovalaires d'un blanc blouté, entourées d'une légère dépression tout autour d'elles, grossissant sans changer de forme au bout de 48 heures.

Examen microscopique — Staphylococcus — Micrococcus.

Tubes gélose glycérinée. — Résultat négatif.

Tubes bouillons. — Les bouillons sont troubles au bout de 36 heures seulement.

Des préparations microscopiques nous ont permis de recon-

naître : des staphylococcus — des coccus — des bacilles — de
rares filaments ondulés, comme constitués par une série de longs
bacilles placés bout à bout.

Tubes pomme de terre. — Premières 24 heures. — Rien.

48e heure. — Petites colonies, sous forme de petits mamelons. Les unes blanches, les autres jaune marron.

Ces colonies sont formées de staphylococcus albus et citreus.

Tubes sérum sanguin. — A la 20e heure, apparition sur les
stries d'ensemencement de petits points minuscules, plutôt devi-
nés que vus.

24e heure. — Même état. Le tube examiné à la loupe nous
fait voir que les points de colonie de la partie supérieure du
tube sont plus gros que les points de colonie de la partie inférieure.

36e heure. — Les colonies, pointillé minuscule, sont maintenant visibles, mais leur dimension est des plus réduites à
peine la grosseur d'un trou d'épingle.

48e heure. — Les colonies ont pris dans la partie inférieure
du tube une forme en amas triangulaire, en même temps que
dans une strie d'inoculation, se développe une colonie en poin-
tilles, revêtant la forme générale d'un triangle à sommet très
allongé.

Les colonies examinées une à une, au microscope, nous ont
révélé les formes bacillaires suivantes :

Microcoques — Coccus — Diplococcus.

Gros bacilles en massue — Formes bacillaires variées.

2° Série B. — *Ensemencements avec le produit de frottis énergiques, sur le tissu granuleux préalablement asséché.*

Nous ne voulons pas rentrer dans le détail de la marche, de l'heure d'apparition, de la description des diverses colonies de cette série B.

Nous avons procédé à l'ensemencement de milieux liquides (bouillons simples — Bouillons peptonisés — Bouillons acides — Lait) et de milieux solides (Agar ordinaire — Agar lactosé — Agar glucosé — Agar maltosé — Gélatine — Gélose peptonisée — Gélose glycérinée — Sérum sanguin gélatiné — Pommes de terre — Pommes de terre en milieu glycériné — Carottes — Pain humide).

Les préparations microscopiques faites avec les colonies développées nous ont amené à la constatation des mêmes micro-organismes que ceux de la série A.

Nous avons rencontré en plus un bacille extrêmement petit, droit, que nous avons isolé. Nous le retrouverons bientôt et nous le décrirons.

3° Série C. — *Ensemencements avec le produit de râclage obtenu avec un fil de platine, un peu étalé en palette, introduit et agité dans le sein d'une granulation, préalablement incisée avec un couteau de Græfe, soigneusement flambé.*

Sur 25 ensemencements sur divers milieux solides et liquides, 18 fois le résultat a été négatif. — Les tubes, laissés 20 jours à l'étuve réglée à 37°, se sont desséchés, mais sont restés stériles. Sur les 7 tubes positifs, les colonies étaient très peu nombreuses.

Le microscope nous a permis de reconnaître : surtout des

2

staphylococcus, quelques rares bacilles et microcoques. Nous avons vu des filaments allongés spiralés, analogues à ceux obtenus avec les cultures de la série A.

Voilà donc une première base d'expérimentation posée.

Nous allons maintenant dresser un tableau des divers microorganismes entrevus dans les cultures des *Séries A, B, C.*

Nous indiquerons, en regard de chacun d'eux, s'il a été isolé ou non, s'il a été inoculé aux animaux. Nous commencerons ensuite l'étude particulière des micro-organismes que nous avons poursuivis jusqu'à l'expérimentation.

Tableau des Micro-organismes. Séries A B C.

1. Staphylococcus.. { albus, citreus, aureus } *Isolés en bloc* — inoculés aux animaux avec les colonies de culture. Inoculations directement, avec du pus à staphylocoques.

2. Streptococcus... Non poursuivis — non inoculés. Quelques inoculations conjonctivales aux animaux, avec du pus à streptocoques.

3. Sarcina...... Rencontrées sur des boîtes de Pétri dans les tentatives d'isolement des diverses espèces microbiennes — non poursuivies — non inoculées. Contamination possible par l'air.

4. Bacilles........ *3 formes isolées*, poursuivies, inoculées aux animaux. Un bacille droit, court, très petit — B. de Wecks. Un bacille trapu, en massue, ne se développant que sur sérum sanguin. Un bacille droit, très court, présentant des particularités de coloration et de réfringence caractéristiques.

5. Micrococcus... Formes multiples. *2 formes isolées*, poursuivies, inoculées aux animaux. Une forme symbiosée avec les filaments ondulés, spiralés (Streptothrix Fœrsteri). Une forme semblant répondre au trachom-coccus de Sattler et Michel.

6. Diplococcus..... Non isolés.

7. Strepto-Bacille.. Non isolé.

8. Oospora........ Streptothrix Fœrsteri, constamment symbiosé avec un micrococcus. Isolé et poursuivi jusqu'à l'inoculation.

Etude des diverses formes microbiennes, isolées et inoculées.
Division de cette étude.

Nous allons commencer par l'étude expérimentale du streptothrix Foersteri et du micrococcus, qui s'est montré inséparablement uni à lui.

Nous ferons ensuite l'étude expérimentale des trois bacilles
que nous avons isolés. Puis nous traiterons des inoculations
conjonctivales avec les staphylococcus et les streptococcus.

Nous exposerons ensuite nos recherches sur les micrococcus
de la conjonctivite granuleuse et en particulier sur le coccus de
Sattler et Michel, dénommé trachom-coccus.

1° **Du Streptothrix Fœrsteri, microcoque symbiosé avec
lui.** — Le Streptothrix Fœrsteri est un micro-organisme qui,
jusqu'à ces dernières années, avait été uniquement étudié en
Allemagne. Fœrster (27) l'a signalé le premier en 1874. A partir de ce moment, toute une pléiade d'auteurs viennent apporter
le concours de leurs travaux à l'étude de cette plante microbienne.
Nous devons citer les communications de Græfe et Cohn, de Von
Reuss, de Goldzieher, de Leplat, de Leber, de Wochenschrift,
de Klein, de Crookshank, de Flügge.

En 1888, l'étude du Streptothrix Fœrsteri entre dans une
nouvelle phase. C'est la période française qui aborde la question
sous le jour des cultures et de l'expérimentation.

En 1888, Nocard (65) décrit une espèce de microbe se ratta-
chant au type du Streptothrix Foersteri. Il la considère comme
la cause du farcin du bœuf.

En 1889, Gombert (39), dans sa remarquable thèse inaugurale de Montpellier, décrit le Streptothrix Fœrsteri, le cultive en
divers milieux, et l'inocule aux animaux sans succès. Il l'a rencontré dans le sac lacrymal et sur la conjonctive normale.

L'année 1891 voit paraître quelques descriptions de formes microbiennes en Streptothrix, dues à MM. Almquist (2) et Gasparini (35). Cette même année, Eppinger (23) est l'auteur d'une importante communication : Il observe dans un cas de méningite un abcès du cerveau renfermant un Streptothrix. Par des inoculations faites avec des cultures, il a donné à des lapins et à des cobayes une « pseudo-tuberculose ».

En 1892, Roux (82) décrit le Str. Fœrsteri, après l'avoir rencontré dans des eaux d'alimentation.

La même année, MM. Sauvageau et Radais (84) font, dans les Annales de l'Institut Pasteur, une étude de classification du Streptothrix Fœrsteri. Ils le séparent nettement du genre Cladothrix, et le décrivent comme étant un véritable champignon hymophycète, c'est-à-dire qu'il appartient à ce groupe de champignons que les mycologues s'accordent à considérer comme provisoire, car le seul mode de reproduction connu est celui par les conidies externes.

En 1894, notre excellent Maître, le professeur Ducamp (22), le rencontre dans une eau d'alimentation de Montpellier. Il l'étudie en cultures, le poursuit dans de minutieuses inoculations et formule ainsi ses conclusions:

« Je me suis trouvé en présence d'un Streptothrix. Ses carac-
» tères de culture ont été ceux décrits par Gombert, Gasparini et
» Roux. De plus, comme l'ont déjà constaté ces auteurs, quelle
» que soit la voie d'introduction des cultures, le Streptothrix
» Fœrsteri est sans action pathogène sur les animaux.

Nous connaissons maintenant l'histoire des « Streptothrix » décrits par les auteurs; entrons dans l'étude du Streptothrix que nous avons rencontré dans la conjonctivite granuleuse, étude d'autant plus intéressante que cette oospore n'était pas seule, mais symbiosée avec un coccus inséparable d'elle,

Le plan de notre étude sera le suivant:

1° *Description microscopique de ce microbe ;*

2° *Développement sur divers milieux, solides, et liquides, et à diverses températures ;*

3° *Inoculations de cultures aux animaux, aux fins de résou-dre les deux questions qui suivent :*

Est-il pathogène en général ?

Est-il pathogène en particulier, en tant que producteur de la conjonctivite granuleuse ?

A. — MORPHOLOGIE (Voir fig. 1, 1', 2, 3).

La forme microbienne que nous avons isolée se présente au microscope sous la forme de longs filaments. C'est un vrai paquet de ficelle, un chevelu inextricable, surtout si l'on n'a pas pris soin d'écraser fortement la parcelle à examiner.

Les filaments se colorent facilement, mais ils ont une prédi-lection pour les couleurs rouges. La Vésuvine nous a paru leur colorant d'élection.

Si on analyse chaque filament en particulier, on peut le carac-tériser de la manière suivante : Diamètre constamment égal, de $1/2\ \mu$ environ. Longueur très variable et difficile à apprécier car après plusieurs inflexions, le filament va souvent s'intriquer au milieu d'un lacis filamenteux.

Le filament semble constitué par une série de longs bâtonnets placés bout à bout. Ce qui donne encore plus l'illusion de cette constitution, c'est que souvent on retrouve des fragments fila-menteux petits et isolés, ressemblant à des bâtonnets.

Si l'on suit le filament dans sa longueur, pour voir ce que présente son extrémité, on trouve que, tantôt le filament s'arrête brusquement, tantôt au contraire il se termine par une extrémité arrondie, sphérique ; la spore. Mais cette terminaisonlà est fort rare, du moins pour les préparations fixées, colorées. Nous verrons que le contraire a lieu pour les préparations en gouttes pendantes.

Le filament est ondulé, spiralé, mais il est aussi ramifié. Il présente de nombreuses ramifications, devenant le point de départ de nouvelles ramifications.

S'il y a des filaments apparemment constitués par des bacilles bout à bout, on en trouve aussi, mais plus rares il est vrai, qui sont formés d'organes sphériques ou ovalaires placés en file indienne.

Ces organes sphériques sont probablement des spores ; mais ce qu'il y a de curieux à noter, c'est que, sur des préparations faites avec une goutte d'eau distillée comme dissolvant, et colorées ensuite avec de l'éosine introduite par capillarité sous la lamelle, on voit ces éléments sphérico-ovalaires s'associer en lignes.

Sur la ligne de formation 1, naissent des ramifications, lesquelles à leur tour sont le point de départ de nouvelles branches.

Ces filaments à éléments sphériques ou ovalaires voient bientôt leurs éléments constitutifs s'allonger, se fusionner.

Bientôt il n'y a plus trace des éléments primitifs, et nous sommes arrivés à la constitution d'un filament analogue à ceux que nous avons décrits les premiers.

En même temps que ces filaments, il existe toujours des éléments cocciformes, les uns assez gros $0\mu.70$ à $0\mu,90$ environ, isolés ou en zooglées, qui sont apparemment les spores de ce microbe, les autres d'apparence microbienne, très petits, toujours isolés, prenant très mal le Gram, et qui nous ont paru être des coccus et non des formes de reproduction cocciformes.

Du reste, la mobilité extraordinaire de ces coccus, que nous décrirons tout à l'heure, ne nous permettra pas d'hésiter sur leur nature microbienne propre.

La forme microbienne isolée nous donne donc sur les préparations fixes, définitives : des *filaments*, des *bâtonnets*, des *spores cocciformes*. Ce sont bien là les éléments microbiens constitutifs du Streptothrix décrit par Cohn.

Passons maintenant à l'étude microscopique du Streptothrix, en goutte pendante.

Nous avons fait des cultures en cellules de Van Tieghen, en goutte de bouillon ordinaire, de bouillon peptonisé, de bouillon lactosé, de bouillon maltosé.

Les gouttes de bouillon maltosé ont donné les meilleurs résultats de développement, tant au point de vue de la rapidité du développement que de la netteté.

Les gouttes ont été soumises aux températures constantes de 37°, 22°, 18°.

Dans l'heure qui suivait la préparation des gouttes pendantes, nous avons observé sur celles-ci :

1° Des filaments mycéliens très nombreux.

2° Des spores nombreuses, les unes isolées, les autres portées au bout de rameaux.

3° Des micrococcus, les uns ovalaires, les autres circulaires, doués de mouvements énergiques, parcourant la préparation en tous sens, se frayant un passage à travers le mycélium, pénétrant les spores avec énergie, puis, se frayant de nouveau issue au dehors.

C'étaient bien là des micro-organismes vrais, affirmant leur identité microbienne par leurs mouvements variés de translation, tandis que les spores cocciformes restaient invariablement immobiles, livrant leur masse plus volumineuse et plus réfringente à l'activité de pénétration de ces derniers.

Et, quoi que nous ayons pu faire, malgré notre acharnement à poursuivre la séparation de ce micrococcus et du streptothrix par des ensemencements successifs, par la méthode des plaques, par les dilatations variées, jamais nous n'avons pu réussir.

Nous avons obtenu des cultures, surtout sur pomme de terre et sur carotte, qui semblaient d'une pureté excessive, si l'on peut dire. Mais, malgré toutes les apparences, nous avons toujours rencontré ces micrococcus.

Voilà pourquoi nous avons pensé à la symbiose de ce microcoque avec l'ioospora décrit par Cohn.

L'examen des gouttes pendantes a été fait de 4 heures en 4 heures; nous avons constaté les faits qui suivent:

Au bout de 18 heures, la préparation se montre très riche en spores, les unes portées au bout de rameaux, les autres libres.

Les spores sont régulièrement sphériques. Trois zones semblent entrer dans leur constitution: une zone centrale, très réfringente; une zone moyenne réfringente, mais plus foncée; une zone externe claire, sans limite circonférencielle nettement accusée.

Au bout de 22 heures, on les voit légèrement augmentées de volume.

Ont-elles une exospore et une endospore? Chez la plupart, il est impossible de se prononcer, car on ne voit pas très bien la déhiscence se produire. La spore donne, à un moment donné, naissance à un seul filament qui semble être sa continuation.

Ce filament s'allonge, se ramifie. Au bout de 4 jours, il est complet, et à ce moment-là on peut assister à une segmentation du bout du rameau, segmentation qui est l'acte formatif de nouvelles spores de reproduction.

Souvent aussi, on trouve des spores, alignées les unes derrière les autres, formant même des ramifications; puis peu à peu, il se fait une fusion insensible, et à la place de ces éléments filamenteux sporiens on ne trouve plus que des filaments nettement développés.

Nous devons ajouter que certaines spores nous ont paru munies d'une membrane d'enveloppe, doublée d'une zone concentrique plus claire. Elles étaient animées de mouvements broniens, sur place.

Jusqu'ici, les auteurs n'ont jamais remarqué de déchirure de l'enveloppe. A 6 ou 7 reprises, nous avons vu des spores déhiscentes ; mais, chose curieuse, ces spores déhiscentes, au lieu de donner naissance à un filament, donnaient naissance à des micrococcus ovalaires en général, mais modifiant leur forme dans leur mouvement.

Sont-ce les spores qui ont donné naissance à ces bacilles nés et formés dans leur sein ; ou bien ceux-ci ectogènes, ont-ils pénétré la spore, l'ont-ils fait éclater ?

Nous élevons un doute à ce sujet ; et nulle affirmation ne nous semble possible.

B. — Développement sur divers milieux solides et liquides et a diverses températures.

Cultures sur pommes de terre. — Le streptothrix vient bien sur pomme de terre, mais il vient lentement. Il faut, pour que l'ensemencement réussisse à coup sûr, porter sur la tranche de pomme de terre une parcelle assez notable de colonie.

Les premières 18 heures, la parcelle d'ensemencement se ride, se dessèche ; on dirait que l'ensemencement va être stérile.

Puis, sur la périphérie de la parcelle ensemencée, on voit apparaître des colonies jaune-blanc formant excroissance. A partir de ce moment, la culture marche à allures rapides.

Les premiers points de colonies apparus se recouvrent d'une pellicule blanchâtre, comme soufflée, comme gaufrée. En même temps, toute la pomme de terre se recouvre comme d'une fine pluie de craie pilée. Sur les cultures anciennes la pomme de terre disparaît souvent complètement ; elle est totalement habillée par des proliférations crayeuses, mamelonnées, gaufrées, donnant l'aspect d'un chou-fleur.

Mais ce développement général, couvrant toute l'étendue du milieu de culture, n'est pas constant. On obtient souvent des colonies isolées, qui prennent l'aspect suivant: Au début elles semblent se creuser un réceptacle dans le tissu de la pomme de terre. Elles s'accroissent plus en épaisseur qu'en surface. Lorsqu'elles sont vieilles de quelques jours, elles prennent l'aspect d'une framboise craquelée. Le centre reste gris cendré, mais à la périphérie il se développe une collerette blanc crayeux, qui entoure de ses ondulations neigeuses le centre de la colonie. Avec le temps, la partie centrale de la colonie se craquèle davantage, et semble vouloir éclater, comme un bourgeon en voie d'éclosion.

Les cultures viennent beaucoup mieux, lorsque les morceaux de pomme de terre sont en grands bocaux ou en ballons; ce qui semble prouver qu'une bonne aération est nécessaire au développement du streptothrix.

Cultures sur carottes. — Le streptothrix s'accommode très bien de la carotte comme milieu de culture.

Au bout de 48 heures à 22° les premières colonies se dessinent autour du point d'ensemencement. Elles sont analogues à des mamelons veloutés, bosselés, blancs de craie. Sur carotte la coloration des colonies est constamment blanche, avec des tons plus ou moins atténués.

Si le milieu de culture renferme un peu d'eau, on voit au bout de cinq à six jours, des petits flocons, des petits grains blancs qui surnagent. Ces grains deviennent de plus en plus nombreux, et forment bientôt un voile granité qui surnage. Le voile d'abord léger s'épaissit, il acquiert l'épaisseur d'une véritable membrane. Cette membrane devient gaufrée, écailleuse; on dirait des gouttelettes de bougies surnageant sur l'eau dans laquelle on les a jetées.

Sur certaines cultures les colonies figurent assez bien, dans leur ensemble, une carotte qu'on aurait roulée sur du sucre pilé.

Cultures sur agar, tubes et plaques. — Nous avons employé

divers agar-agar : agar-peptonisé, agar-lactosé, agar-glucosé, agar maltosé surtout.

Le streptothrix vient bien sur n'importe quelle variété d'agar; mais cependant l'agar maltosé paraît le plus favorable à son développement.

Il pousse également bien sur la gélose glycérinée à 10 et 20 % de glycérine. Mais nous n'avons obtenu que de maigres colonies sur les pommes de terre additionnées d'eau glycérinée en proportions variables.

Sur la gélose ordinaire, lactosée ou maltosée, au bout de 24 heures les colonies apparaissent. Ce sont des points nummulaires, couleur gris sale, le centre paraît surélevé par rapport à la périphérie.

La périphérie est de couleur plus claire. Lorsque plusieurs colonies sont voisines, elles ne tardent pas à se fusionner, pour donner naissance à une masse tomenteuse, dont le maximum d'épaisseur est au centre. De cette masse tomenteuse partent des prolongements, le plus souvent un prolongement unique qui s'enfonce profondément dans l'agar. Examiné à la loupe, il ressemble à une lave de paraffine demi-fluide, qui se coulerait dans l'agar.

Ce développement en profondeur se produit ; que l'ensemencement ait été fait par stries ou par piqûres.

Au bout de deux ou trois jours, les colonies qui étaient grasses, onctueuses, semblent devenir plus sèches et se rétracter dans leur masse. Au bout de six, huit, dix jours, elles sont devenues crayeuses, et l'aiguille de platine, éprouve une certaine difficulté à les pénétrer.

Lorsqu'on cherche, au moyen du fil de platine, à saisir un fragment de la colonie, surtout lorsqu'elle est jeune et non encore crayeuse, celle-ci est enlevée en bloc, ce qui constitue, d'après M. Gombert, un excellent caractère de diagnose. Quelquefois, lorsque les stries d'inoculation ont été légères, on observe seulement à la surface de l'agar un léger voile tomenteux; gaufré vermiforme, de consistance cireuse et de couleur gris sale, qui peu à peu se sèche en prenant l'aspect crayeux.

Sur gélose glycérinée à 10 et 20 %, les colonies ont un aspect un peu différent. Comme MM. Sauvageau et Radé l'ont indiqué, les colonies ne sont pas en colonies isolées. Une semence sur gélose glycérinée donne des stries régulières.

C'est un ver, à plis transversaux ondulés et chagrinés, qui vient occuper la strie de semence. Ce ver est plat, d'aspect gras, présentant par places des protubérances tomenteuses. Cette consistance pâteuse, cet aspect gras, est constant et ne varie pas. Jamais l'aspect crayeux et la consistance cornée ne viennent changer la physionomie de ces cultures.

Cultures sur gélatine. Tubes et plaques. — Sur la gélatine le streptrothrix se développe fort lentement. Avant le cinq ou sixième jour, on ne note rien d'apparent.

Les colonies apparaissent sous la forme tantôt de taches blanches à centre épais, tantôt de sphéroïdes irréguliers. Elles grandissent lentement, et n'atteignent un développement suffisant qu'au bout de quinze à vingt jours au minimum.

Sur plaques, les colonies revêtent en outre des aspects variés. Nous avons vu des colonies sous forme de saillies verruqueuses assez larges. Ces verrues se décomposaient en deux zones : une zone servant de base, jaunâtre, épaisse, boursouflée, huileuse. Une deuxième zone appliquée sur la première se présentant sous la forme d'une houppe gris-blanc ; un vrai morceau de coton. Tout autour, la gélatine est liquéfiée.

Nous avons vu des colonies, sous forme de taches ovalaires, jaunâtres, qui déprimaient en cupule la gélatine.

Enfin, il y a également des colonies qui se présentent sous la forme de fines arborisations. Il y a un point central, duquel rayonnent des arborisations très ténues. Ces colonies-là sont généralement en grand nombre, elles gardent fidèlement leur indépendance. La liquéfaction marche très lentement. Nous avons une boîte de Pétri de gélatine, vieille de trois mois et demi, et sur laquelle la liquéfaction est loin d'avoir atteint de grandes étendues de substance.

En même temps qu'elle est liquéfiée, la gélatine prend une teinte jaune brun.

Les boîtes de gélatine laissent échapper une forte odeur de moisissure.

Cultures sur bouillons. — Nous avons ensemencé divers bouillons : bouillons peptonisés, bouillons maltosés, bouillons lactosés.

La première constatation qui s'impose dans les cultures sur bouillons, c'est que les bouillons restent limpides. Ils ne se troublent pas. Le bouillon tend à prendre une coloration jaune brunâtre, surtout lorsque l'ensemencement date de longtemps. Il nous a été difficile d'obtenir des voiles de culture sur les tubes et les matras de bouillons. Nous disposions une fine pellicule de colonie à la surface du bouillon, celle-ci surnageait un instant, puis tombait au fond ou restait en suspension au sein de la masse liquide. Dans ces cas-là nous n'avons jamais pu obtenir de voiles à la surface du liquide. Ce n'est que dans les cas où la parcelle d'ensemencement restait surnageante, que le voile s'est développé.

Un tube de bouillon ainsi réussi présente l'aspect suivant :

1re zone. — A la surface du liquide, on aperçoit un voile percé de quelques fenêtres, plus épais à la périphérie, où il semble remonter sur les bords du tube et s'y accoler. Ce voile est blanc jaune, présentant de temps des verrues plus jaune clair, qui sont surélevées sur la membrane voile.

La dissociation de cette membrane est difficile. Elle surnage, mais n'agitez pas le tube, car elle ne demande qu'à plonger au fond.

2ᵉ zone. — Claire et limpide. C'est le bouillon, dans lequel nous voyons en suspension quelques flocons blanchâtres. Ces colonies en flocons affectent les unes la forme de petites houppes de cotons ; les autres ne peuvent être mieux comparées qu'à des poux du pubis. Elles possèdent, en effet, une partie médiane roux foncé, de laquelle partent des prolongements en houppe, analogues à des brins de laine ou de soie.

3ᵉ zone. — Formée par un dépôt de fond, non membraneux comme à la superficie mais floconneux. On dirait que des brins de coton ont été laissés au fond du tube ou du matras. Si on regarde le tube par son fond de bas en haut, on constate des dépôts jaune brun qui se rencontrent dans toutes les cultures.

Sur quelques tubes, les colonies ne se développent pas. Nous avons eu une dizaine de tubes, ayant évolué de la sorte. Le bouillon se fonce, devient jaune brun. On voit, en suspension dans sa masse, des débris jaune marron, et au fond se déposent des flocons brunâtres, analogues à de petits fragments, d'amadou.

Les voiles et flocons se laissent dissocier si difficilement, qu'on a les plus grandes peines du monde à les pulvériser par le battage et l'écrasement, aux fins d'inoculation.

Cultures dans le lait. — La culture ne se manifeste qu'au cinquième jour. Elle apparaît dans la partie supérieure crémeuse, sous forme d'un voile progressivement plus épais, et qui sur les vieilles cultures prend une coloration brune ; on dirait du lait sur lequel on a versé une goutte d'huile qui s'est desséchée et a bruni. Les cultures dans le lait exigent un long séjour à l'étuve.

Cultures dans liquide de Raulin. — Nous avons cultivé le streptothrix dans des tubes et matras contenant du liquide de Raulin, liquide acide, composé uniquement de substances minérales. Le développement est maigre.

Le liquide ne se trouble pas, il reste limpide. Au bout de sept à huit jours, on voit se déposer au fond des tubes de minuscules points floconneux, blanc bleuté pour la plupart, blanc brunâtre pour quelques-uns.

Cultures sur pain humide. — Sur pain humide stérilisé, nous avons obtenu des colonies de couleur jaune sale, mamelonnées, se recouvrant ensuite de pellicules crayeuses ; colonies un peu analogues à celles obtenues sur pomme de terre et carotte.

Culture dans humeur aqueuse. — Une seule fois, nous avons tenté d'ensemencer le streptrothrix dans de l'humeur aqueuse. Nous n'avons pas réussi.

Développement sur les divers milieux à diverses températures. — Nos milieux de culture ont été portés aux températures suivantes : 40°, 37°, 35°, 22°, entre 15° et 18° température du laboratoire.

Le streptothrix s'accommode mal de la température de 40°.
Cependant il n'est pas tué. Des colonies apparaissent.
Il cultive bien à 37°, 35°, et mieux encore à 22°.
Entre 15° et 18°, il cultive à merveille.

C. — Inoculation du Streptothrix aux animaux

Est-il pathogène en général ?
Est-il pathogène en particulier en tant que producteur de la conjonctivite granuleuse ?

Les auteurs qui se sont jusqu'ici occupés de ce microbe l'ont déclaré frappé d'impuissance. Pour tous, il n'est pas pathogène. Seul, Eppinger (23), en 1890, ayant observé dans un cas de méningite, un abcès du cerveau renfermant un streptothrix, et l'ayant inoculé, a donné à des lapins et à des cobayes une « pseudo-tuberculose ».

Nous allons faire l'exposé de nos recherches :

Les animaux qui nous ont servi de sujets d'expériences ont été les lapins, les cobayes et les chiens. Nous avons pris des animaux robustes et adultes, sans tare d'aucune sorte. Mais dès le jour où ils ont été désignés pour l'inoculation, leur mode de vie a été changé. Nous les avons placés dans un petit espace où ils se trouvaient nombreux réunis. Leur nourriture était uniquotidienne, juste suffisante. Le sol de l'étroite cage était garni de brins de paille. La litière n'était jamais renouvelée.

Nous avons eu pour but, en agissant ainsi, de placer les animaux dans un air confiné, saturé par les émanations du poison fécal. Nous avons voulu que les conditions d'hygiène soient extrêmement mauvaises, afin qu'elles puissent placer, en peu de temps, l'organisme des animaux inoculés en état de moindre résistance. Outre les mauvaises conditions hygiéniques, nous leur avons fait subir de mauvais traitements.

Nous avons fait nos inoculations dans l'œil, dans le tissu cellulaire sous-cutané, dans le péritoine, dans les veines de l'oreille.

Conjonctive. — La technique d'inoculation que nous avons suivie pour la conjonctive a été variée ; Tantôt nous avons déposé la semence dans les culs-de-sac conjonctivaux, après deux ou trois scarifications ; tantôt nous avons tracé des scarifications avec un scarificateur ayant barboté dans une culture.

Nous avons fait des injections sous-conjonctivales de culture. Nous avons inclus des colonies, sous la conjonctive incisée en V. Toutes les fois, l'inoculation a été suivie d'un massage énergique. Enfin, après avoir scarifié aseptiquement les conjonctives des lapins, et avoir déposé dns les culs-de-sac des colonies, nous avons suturé les paupières au catgut. Par dessus ces points de suture, nous avons étagé des filaments de coton imbibés de collodion. De la sorte, nous obtenions plusieurs conditions à noter :

— Contact prolongé de l'agent inoculé avec les milieux conjonctivaux.

— Protection des milieux conjonctivanx contre les souillures étrangères.

— Action mécanique des larmes, considérablement entravée, puisque les produits de sécrétion ne peuvent s'écouler, la suture ayant porté à dessein sur les conduits lacrymaux.

Un œil était laissé à l'animal pour se conduire.

Cornée. — La cornée a reçu des inoculations par frottis, après l'avoir piquetée avec les aiguilles de Taylor, après avoir pratiqué sur elle, au bistouri, une strie légère ou une section complète.

Chambre antérieure. — Nous avons injecté quelques divisions d'une seringue de Pravaz, contenant une émulsion de culture dans du bouillon, dans la chambre antérieure ; après aspiration, en quantité suffisante, de l'humeur aqueuse.

Nous avons inclus des fragments de colonies, après paracentèse dans la chambre antérieure. Tantôt nous avons religieusement respecté l'iris, tantôt au contraire nous l'avons piqué à dessein.

Humeur vitrée. — Nous avons inoculé des lapins dans l'humeur vitrée. L'œil étant récliné en bas et en dedans, un couteau de Græfe était plongé jusque dans le vitré à travers la sclérotique. Il était plongé dans une direction ; retiré dans une direction perpendiculaire à la première, de manière à former une incision comparable à la morsure d'une sangsue. — Ce couteau avait déjà été trempé dans du bouillon de culture. — Puis par le chemin de section du couteau de Græfe, nous introduisions un fil de platine, porteur d'une parcelle de culture, sur son extrémité en forme de raquette.

4

Voici notre technique opératoire exposée, entrons maintenant dans le détail des résultats obtenus :

Sur 10 lapins inoculés sur la conjonctive, nous avons eu trois résultats négatifs, sept résultats positifs. Nous comprenons, bien entendu par résultats positifs, non pas la reproduction d'une conjonctivite granuleuse type, mais la production d'un état inflammatoire ayant dépassé largement les limites d'une simple hyperhémie, et ayant abouti à des désordres appréciables.

Un seul lapin, inoculé par frottage des conjonctives et avec plaie de la cornée ODG, est devenu aveugle des deux yeux. Il nous a fait assister à l'évolution d'une kérato-conjonctivite infectieuse, avec irido-choroïdite purulente, et hémorrhagie au sixième jour.

Le globe oculaire a guéri, avec occlusion pupillaire, leucome diffus, et atrophie du globe. La conjonctive, fortement hypertrophiée, nous a paru, à l'examen direct, pouvoir être qualifiée de conjonctive granuleuse. Le résultat de l'examen histologique n'a pas confirmé d'une manière absolue nos prévisions.

Les autres lapins inoculés aux conjonctives ont, en trait général, réagi de la manière suivante :

Les premiers jours de l'inoculation, la conjonctive est simplement rouge, hyperhémiée dans sa totalité. Il y a de la photophobie. Vers le troisième jour, le lapin nous apparaît le matin, les paupières collées, agglutinées par du pus grumeleux, épais, adhérent au poil, d'odeur fade et moisie. Si on enlève ce pus avec du coton, on découvre l'œil absolument sain. Les conjonctives, mises au jour, sont gorgées de sang, elles offrent un lacis vasculaire turgescent et présentent, vues obliquement, de petites granulations rouge rosé, sessiles. Deux ou trois fois, nous avons noté des granulations plus saillantes, mais qui les jours suivants s'affaissaient et disparaissaient. Jamais l'état conjonctival ne nous a paru franchement granuleux ; tout au plus, nous avons indulgemment noté état sub-granuleux (??), pour employer une expression de notre

Maître le professeur Truc ; terme de suspicion, de doute, loin, bien loin de la valeur d'une affirmation.

Dans deux cas, à la suite d'inoculations seulement conjonctivales, nous avons eu des lésions cornéennes : Kératite superficielle diffuse, avec lacis vasculaire cornéen. La kératite a cependant guéri, sans laisser de traces.

Deux chiens, inoculés aux conjonctives, n'ont pas paru se douter du mal qu'on voulait leur faire. Soumis à bon régime, ils se sont portés aussi bien après qu'avant.

Les inoculations sur la cornée nous ont donné quatre fois des résultats négatifs, cinq fois des résultats positifs divers :

Ulcères, abcès, infiltration totale de la cornée, perforation de la cornée dans un cas. Au bout de 25 jours, tous ces désordres se réparaient pour le mieux. Nous avons des lapins qui n'ont gardé aucune trace de l'inoculation, d'autres qui ont des leucomes diffus.

Les inoculations dans la chambre antérieure sont restées deux fois sans résultat. Six fois nous avons eu, soit de l'iritis, avec hyphœma, ou hypopyon, soit de l'irido-choroïdite purulente.

A la longue, tout se résorbe. Il ne reste que de l'atrésie pupillaire.

Les inoculations dans la chambre antérieure avec blessure de l'iris n'ont pas beaucoup différé des inoculations sans blessure de cette membrane. Après guérison, l'atrésie pupillaire est complète, il y a des exsudats anté-cristalliniens, l'iris est tomenteux, bombé en avant. La chambre antérieure est diminuée.

Les inoculations dans le vitré ont été faites deux fois. Il y a eu hyalite, mais à allures assez torpides. Les lapins ont beaucoup dépéri, ils ont perdu beaucoup de poids ; mais ils ont vécu. Leur œil cependant a perdu toute fonction visuelle. A la coupe de l'œil, nous avons retrouvé du vitré blanc, floconneux, épais, avec dépôts membraniformes.

Avant de rentrer dans l'étude des inoculations intra-péritonéales et sous-cutanées, relatons l'histoire intéressante de notre lapin B, inoculé aux conjonctives avec suture palpébrale, et ayant reçu en outre dans la veine marginale 2^{cc} d'une culture du streptothrix en bouillon maltosé, au sixième jour de son séjour à l'étuve.

Lapin B. Inoculation O D. Inoculation dans système veineux. Conjonctivite muco-purulente, hypertrophique, abcès de la cornée O D. Propagation à l'O G, qui fait à son tour un abcès de la cornée. Fièvre à exaspérations vespérales. Mort. *Lésions tuberculeuses du poumon, de la plèvre, du péritoine, de la rate, du foie, des méninges.*

Le 10 janvier, le lapin B est inoculé sur la conjonctive O D, suture palpébrale et massage de cet œil. Dans la veine marginale, nous poussons 2^{cc} d'une émulsion de cultures en bouillon maltosé.

Le lapin, au moment de l'inoculation, présente l'état physique suivant : Robuste, mouvements vigoureux, poids 2^k,650 gr.

Temp. rectale 39°. Resp. 118. Pulsations cardiaques 140.

1re journée. Stupeur de l'animal, il reste blotti dans un coin de la cage. Cependant il mange des feuilles de choux qu'on lui présente.

2$_e$ jour. L'O D est gonflé, les paupières sont maintenues cousues. Le collodion n'est pas fissuré. L'animal a repris sa vivacité. Il mange bien.

Temp. rectale 39°,2. Poids 2^k,590. Diminution de 60 gram. Jours suivants. Idem.

5e jour. Le collodion est enlevé, les fils de catgut aussi. Les conjonctives sont rouges, œdématiées. Les culs-de-sac retiennent des flots de pus caséiforme, adhérent, d'odeur fade. L'œil est sain.

Temp. rectale 39°,2. Poids 2^k,590.

10e jour. L'O D continue à être une source intarissable de pus crémeux, ou grumeaux épais. En même temps, on constate que l'O G est rouge, chaud, photophobique.

11ᵉ jour. L'O G est infecté, les paupières écartées livrent issue à une coulée de pus grumeleux. Les cornées O D G sont encore saines — il y a O D G, une hypertrophie totale des paupières, avec follicules conjonctivaux d'apparence sub-granuleuse (??)

A partir de ce moment, l'état général devient mauvais. La température du matin est de 39°,5, celle du soir, de 41°. Le poids est tombé à 2ᵏ,100 gram. Diminution de 550 gram, sur le poids primitif.

L'appétit est nul. Les herbages sont à peine goûtés. Le lapin boit avec persistance. Il reste blotti dans un coin de sa cage.

15ᵉ jour. Boursouflement des paupières O D G. Pus abondant. Pannus, Kératite superficielle, occupant le tiers supérieur des cornées. L'O D et l'O G sont porteurs d'un abcès de la cornée, dans le 1/3 inférieur de cette membrane. Tout autour de l'abcès, lacis vasculaire.

Temp. mat., 40°, Soir, 40°,8. Respiration, 132. Battements cardiaques, 164.

20ᵉ jour. État alarmant. Poids, 2ᵏ,10 gram. Diminution, 580 grammes sur le poids primitif.

30ᵉ jour. Le lapin est réduit à l'état squelettique. — Poids, 1ᵏ,920 grammes.

Temp. mat., 40°,5 ; soir, 40°,9. Les désordres conjonctivaux sont graves : hypertrophie en masse de la conjonctive, pus à flots. Les abcès de la cornée sont agrandis, mais ils ne sont pas ulcérés.

On note aussi de l'hypopyon avec hyphœma.

32ᵉ jour. Le lapin est glacé. Temp. 37°,9. Il meurt à 6 heures du soir. Autopsie à 8 heures.

AUTOPSIE DU LAPIN *B*. — *Cavité abdominale*. — Ventre en bateau. Liquide jaune citrin dans le péritoine. Granulations miliaires sur toute l'étendue du péritoine viscéral et pariétal. Gros ganglions mésentériques. Vive congestion de tous les viscères abdominaux. L'intestin est rouge, ecchymotique ; incisé, il ne nous présente rien d'anormal du côté de la muqueuse.

L'estomac est distendu, rempli d'aliments ; il est très congestionné, offrant à sa surface des veines très distendues.

Les organes génitaux urinaires sont sains.

La rate est petite, très congestionnée dans une première moitié, pâle dans l'autre moitié, qui offre une petite nodosité dure, caséeuse à son centre, à la coupe.

Le foie est le siège de la plus vive congestion. Il présente sur le milieu de sa face antérieure un tubercule de la grosseur d'un pois. Ce tubercule est blanc jaunâtre, il est dur à la coupe, il présente une partie centrale caséifiée. Çà et là disséminés un peu partout dans le tissu de l'organe, on trouve de 10 à 12 tubercules, les uns durs, les autres abcédés ; variant de la grosseur d'un pois à celle d'une lentille.

Cavité thoracique. — A l'ouverture de la cage thoracique se dégage une odeur de moisi. Les organes cellulo-ganglionnaires du médiastin antérieur sont adhérents au squelette de la poitrine.

La plèvre renferme deux grandes cuillerées d'un pus épais, jaune citrin, avec flocons blanchâtres. Il y a des adhérences pleuro-costales et pleuro-pulmonaires. Le poumon droit est entièrement déchiqueté par des cavernes à parois fongueuses, qui, en se fusionnant, ont créé une vaste excavation à sa face antérieure. Le pus contenu dans ces cavernes est épais, blanc jaunâtre. Le poumon gauche remplit complètement sa loge costo-vertébrale, mais il est porteur d'un grand nombre de granulations, dures au toucher, lardacées à la coupe.

Le péricarde présente, sur sa face externe, un semis granuleux. Le cœur est volumineux. Le tissu musculaire de cet organe a une teinte olivâtre et se laisse facilement déchirer.

Dans les points non porteurs de tubercules ou de granulations, le poumon est en état d'hépatisation rouge. A la coupe, les bronches, dilatées, laissent sourdre du pus caséeux.

En un mot, nous avons sous nos yeux les lésions d'une *broncho-pneumonie caséeuse*.

Cavité crânienne. — Les méninges présentent par places de fins semis granuleux. Nous avons trouvé du pus crémeux le long des gaînes des nerfs optiques.

Voilà donc un lapin inoculé à l'œil avec suture palpébrale, et dans la veine marginale; qui meurt au 32e jour de l'inoculation, après avoir fait une maladie dont tous les stades ont été notés.

Il diminue de poids dès les premiers jours, et cette diminution va en augmentant tous les jours jusqu'à la mort.

Il présente, à l'autopsie, des lésions de *tuberculose généralisée*.

Sommes-nous en présence d'un processus morbide, créé de toutes pièces par l'agent d'inoculation, ou bien n'avons-nous point affaire à une infection surajoutée? Sommes-nous en présence d'une tuberculose spécifique du bacille de Koch, ou bien n'assistons-nous pas au résultat de l'évolution d'une pseudo-tuberculose bactérienne, le tubercule n'étant qu'une lésion symptomatique, créée par l'organisme pour se défendre des germes inoculés?

Le premier problème nous a semblé résolu par les examens directs, les ensemencements sur agars et sur bouillons, les examens des colonies de culture. Nous avons trouvé les filaments, les spores du streptothrix Foersteri, nous avons trouvé les coccus précédemment décrits.

Nous concluons donc : Lésions produites par le streptothrix Foersteri et le micrococcus symbiosé avec lui.

La résolution de ce premier problème nous donnait, du coup, la clef du second. Oui, nous nous trouvions en présence d'une pseudo-tuberculose microbienne, le tubercule n'étant, comme nous l'avons dit, qu'une lésion symptomatique, créée par l'organisme pour sa défense contre les germes inoculés.

Disons maintenant un mot des inoculations dans le tissu cellulaire sous-cutané et dans le péritoine:

Les inoculations dans le tissu cellulaire sous-cutané ont été faites sur les lapins, dans le tissu cellulaire de la paroi abdominale, de la région scapulaire, de l'oreille. Les premiers jours, nous avons noté de la rougeur, du gonflement autour de la zone inoculée. Peu à peu, tout rentrait dans l'ordre. Il restait une tumeur de consistance dure, qui tendait tous les jours à diminuer de volume.

Cette tumeur, incisée au bout d'un mois, deux mois, se présentait à la coupe avec deux zones ; une zone centrale de pus crémeux, dans lequel nous retrouvions le streptothrix, une zone périphérique blanche, consistante; zone de sclérose.

Deux lapins, inoculés aux oreilles, ont eu des abcès contenant du pus à streptothrix.

Nos inoculations dans le péritoine ont porté sur des lapins et des cobayes. 4 inoculations sans résultat. 3 inoculations suivies de mort, voilà le bilan d'expérimentation.

Pour les inoculations négatives, nous avons noté une légère réaction fébrile le jour de l'inoculation, une diminution de poids variant entre 20 et 150 gram., les quatre ou cinq premiers jours. En général, le 8e jour, le poids primitif était regagné, et dépassé les jours suivants, probablement à cause de l'alimentation plus soignée de nos opérés.

Nous allons relater nos trois inoculations péritonéales suivies de mort. Lapin C. Lapin D. Cobaye S.

LAPIN C. — Injection péritonéale. Pseudo-tuberculose intestinale et pseudo-tuberculose péritonéale. Mort au seizième jour.

Ce lapin a été inoculé de la façon suivante : Nous avons donné un coup de trocart jusque dans la cavité abdominale, puis nous avons adapté à la canule du trocart un tube de caoutchouc, relié par son autre bout à un entonnoir. Dans cet entonnoir nous avons versé le produit de l'émulsion de colonies sur carottes, dans du bouillon. Sous l'action de la pesanteur, le liquide chargé de pellicules et de flocons de colonies est descendu dans la cavité péritonéale.

Après un dépérissement progressif, marqué par une diminution graduelle de son poids, mais sans réaction fébrile appréciable, le lapin C a été trouvé mort un matin dans sa cage. C'était au seizième jour.

Autopsie du lapin C. — A l'ouverture de l'abdomen et du thorax, une odeur fade, de moisi, se dégage. Voici les constatations auxquelles a donné lieu chaque organe :

Cavité thoracique. — Plèvre, médiastins, cœur, sains. Poumons : Très rouges, vivement congestionnés, emphysémateux aux sommets. Au niveau des bases, sur les faces reposant sur le diaphragme, on voit une mosaïque de granulations en voie d'évolution ; mais n'ayant pas eu encore le temps d'avancer bien avant dans leur stade évolutif.

Cavité abdominale. — Le foie, la rate, sont congestionnés, mais sains. Les reins sont rouge vif à la coupe, durs, sclérosés.

Les principales lésions, celles qui ont occasionné la mort, siègent au niveau du tube digestif et du péritoine : l'estomac est très congestionné, les veines coronaires stomachiques sont gorgées de sang. L'intestin grêle est mou, présentant par places, du côté de la muqueuse, des élevures blanches, caséeuses, au centre desquelles une ulcération est en voie d'évolution. Au niveau de l'S iliaque, le péritoine est adhérent, farci de granulations miliaires. Il y a des adhérences entre l'S iliaque et la vessie ; on ne peut arriver à séparer ces deux organes sans les déchirer. L'intestin ouvert à ce niveau laisse échapper une masse agglutinée de pus crémeux, à odeur de moisi. La muqueuse lavée sous un

rapide courant d'eau, présente à l'œil nu des élevures blanc jaunâtre, ulcérées, de consistance molle, en voie de caséification.
La paroi intestinale, de ce chef très amincie, se laisse déchirer,
elle est friable. Le long de la gaîne des vaisseaux iliaques, on voit
une traînée de pus grumeleux, qui semble communiquer avec
une poche purulente abcédée au niveau du triangle de Scarpa.
Nous n'avons pas trouvé de communication entre ce trajet purulent et l'intestin.

La vessie présente, elle aussi, quelques petits tubercules caséifiés sur sa face externe. Gros, énormes ganglions mésentériques.

L'examen microscopique de ce pus nous a permis de retrouver
des filaments, des formes sporifères, des micrococcus nombreux.

Lapin D. — Inoculation péritonéale. — Pneumonie caséeuse.
— Tuberculose généralisée. — Mort au 55ᵉ jour.

Le 28 janvier, le lapin D est inoculé dans le péritoine, avec un
bouillon de culture de streptothrix Fœrsteri et de micrococcus.
Le liquide, chargé de pellicules et de flocons de colonies, est
introduit par le procédé du trocart, que nous avons décrit à propos du lapin C.

Ce lapin, au moment de l'inoculation, présente l'état physiologique suivant :

Poids : 2^k,420 gram. Respiration 120. Pulsations cardiaques
133. Température rectale 39°,1.

L'opération est bien supportée. Les premiers jours qui suivent
l'inoculation, rien d'anormal ne s'accuse du côté de la respiration et de la circulation; le poids seulement diminue. Le deuxième
jour, l'animal a perdu 60 gram., le sixième jour nous notons
une diminution de 88 gram. sur le poids primitif. Cependant la
vivacité de l'animal est énergique, l'appétit excellent; si bien
que le douzième jour, le poids primitif est regagné. Le vingt-
cinquième jour, le poids primitif est dépassé, l'animal pèse alors
2^k,501 gram.

Nous pensions que notre inoculation allait rester sans résultat, lorsque, au quarantième jour, ayant pesé l'animal, nous sommes étonné de voir que le poids accusé est de 2ᵏ,272 gram. Soit une diminution de 229 gram. sur le poids maximum de l'animal.

Cette diminution va tous les jours en augmentant jusqu'au 23 mars, jour de la mort, cinquante-cinquième jour de l'inoculation.

Pendant les huit derniers jours de la vie de l'animal, nous avons noté de la dyspnée et de l'hypothermie, la colonne mercurielle oscillant journellement entre 36°,5 et 37°,2.

L'animal meurt, au milieu de symptômes d'asphyxie, le cinquante-cinquième jour.

Voici le récit de son autopsie :

Abdomen. — Le ventre est ballonné, tympanique. La cavité abdominale ouverte, nous notons un exsudat citrin dans le péritoine, et çà et là quelques granulations émaillant la séreuse.

Les ganglions mésentériques sont volumineux. Deux d'entre eux se sont constitués en véritables tumeurs, dures au toucher, et qui à la coupe offrent une cavité centrale remplie d'éléments caséeux.

L'intestin, les reins, sont sains, mais sont le siège d'une vive congestion.

La vessie est distendue par environ 25 gram. d'un liquide franchement purulent.

La rate est congestionnée, mais ne présente aucune néoformation ni en surface ni en profondeur.

Le foie est lie de vin et parsemé de fines granulations blanchâtres, confluentes en deux points limités.

Cavité thoracique. — Les plèvres sont adhérentes, et on ne peut arriver à les détacher soit du poumon, soit des parois costales sans les déchirer. Elles contiennent un liquide jaune citrin,

dans lequel flottent des flocons grumeleux et des amas membraniformes.

La plèvre droite est beaucoup plus atteinte que la gauche.

Les poumons sont farcis de granulations et de tubercules. Au
sommet du poumon droit, on constate une caverne de la grosseur
d'un pois chiche. Par places, les granulations sont confluentes et
forment un damier. Le poumon gauche ne contient que quelques
tubercules caséifiés; mais, en outre, il est noir comme de la suie,
présente des états plus ou moins avancés de splénisation, d'hépatisation rouge. A la coupe, les bronches laissent sourdre du pus.

Le cœur est mou, son tissu se laisse déchirer, et se montre
décoloré à la coupe.

La cavité crânienne est saine.

En résumé: Lésions de tuberculose généralisée, avec localisation pleuro-pulmonaire sous forme de broncho-pneumonie
caséeuse.

Les cultures et les examens microscopiques nous ont révélé
la présence de l'agent d'inoculation. Nous avons retrouvé ses
caractères de culture et ses formes diverses: filaments, spores,
bâtonnets et coccus.

Du COBAYE S. — Ce cobaye a été inoculé dans le péritoine
le 13 janvier. La journée du 13 est bonne; rien d'anormal dans
la vivacité de l'animal, dans sa vie physiologique. Son poids est
de 310 gram. Le 14, *idem*. Le 15 au matin, on constate que
l'animal est blotti dans un coin, il ne bouge pas. Il refuse toute
nourriture. L'animal, mis sur le dos, a de la peine à se remettre
sur ses quatre pattes. Il est froid. Son nez et ses extrémités sont
glacés et violacés. L'œil est terne et à réflexe ralenti. Son corps
est par moment agité de convulsions cloniques. Poids 260 gram.;
donc en deux jours diminution de 50 gram. A 10 heures du
matin, la torpeur est complète. A midi il expire.

AUTOPSIE. — Ventre un peu ballonné. Nous incisons la paroi abdominale au thermo-cautère. Le péritoine est vivement congestionné, hémorrhagique; léger exsudat citrin. L'intestin est distendu par des gaz, couvert d'ecchymoses marbrées. Nous l'incisons, et nous lavons la muqueuse. Par place, nous observons des plaques jaune verdâtre. Du côté de la séreuse, ces plaques se traduisent par des élevures granuleuses. Du côté de la muqueuse, elles bombent, formant tumeurs. Ces tumeurs nous paraissent être le résultat de la hernie du plan musculaire de l'intestin, à la suite de la destruction nécrobiotique de la muqueuse et de la sous-muqueuse: On constate quatre ganglions mésentériques de la grosseur d'un pois. Çà et là, quelques granulations péritonéales. Le foie présente, en trois points, des tâches blanc verdâtre; on note sur sa surface quelques grains qui crient sous le scalpel. La rate est normale, le rein aussi. Pour la cavité thoracique, rien à signaler du côté du poumon et du cœur. Mais la plèvre est le siège d'un épanchement de sang coagulé, coagulation indiquant que cette hémorrhagie a eu lieu pendant la vie. Elle est fortement ecchymotique.

En somme, ce cobaye paraît avoir succombé à une infection rapide, surtout à localisation pleurale et abdominale.

Les quelques grains granuleux observés plaident bien en faveur d'une granulie à forme galopante.

Nous avons fait des ensemencements avec le contenu du péritoine et de la plèvre, voici le résultat des examens microscopiques des cultures obtenues :

Nous avons observé :

— Rameaux mycéliens, filaments sporifères.

— Spores.

— Micrococcus.

— Des organes sporifères, mais différant par leur forme des organes sporifères déjà décrits: Au lieu d'être ovalaires, circulaires, ces spores affectaient plutôt la forme rectangulaire.

Nous avons étudié ces spores en gouttes pendantes, voici les constatations auxquelles elles ont donné lieu :

Certaines spores émettent un prolongement. On voit ce prolongement s'allonger progressivement, et finalement constituer un filament analogue à ceux que nous avons décrits.

D'autres spores se crèvent très nettement à un moment donné, livrant issue à des micrococcus analogues à ceux que nous avons signalés. Les micrococcus encombrent la goutte pendante. On les voit souvent se fixer en files, après avoir perdu leur énergie de mouvement, et constituer des filaments, qui gagnent peu à peu une homogénéité complète.

Il semble donc que, par son passage sur le cobaye, le streptothrix ait donné naissance à des spores nombreuses, les unes semblables aux spores primitivement détaillées, les autres un peu différentes de forme, mais accomplissant cependant leur rôle de reproduction d'une façon non dissemblable.

Conclusions de cette étude expérimentale du streptothrix Foersteri uni à un micrococcus.

Inoculé dans les diverses parties composantes du globe oculaire et des paupières, il a donné quelquefois un résultat négatif. Le plus souvent, le résultat a été positif. Les désordres produits ont souvent abouti à la perte de l'œil. En milieu conjonctival, nous avons reproduit une seule fois une conjonctivite à allures de conjonctivite granuleuse, mais l'examen histologique de la conjonctive n'a pas été pleinement affirmatif.

Inoculé dans le tissu cellulaire sous-cutané, le streptothrix a donné lieu à la formation d'abcès caséeux au centre.

Inoculé dans le péritoine et dans le torrent circulaire, il a fait quatre victimes, succombant toutes les quatre à l'évolution d'une pseudo-tuberculose, dont la nature a été reconnue par les cultures et l'examen microscopique, identique à l'agent d'inoculation.

Ce résultat semble démontrer, en s'appuyant aussi sur le cas

d'Eppinger (23), qu'au nombre des pseudo-tuberculoses microbiennes signalées en ces derniers temps doit venir s'ajouter une
pseudo-tuberculose due au streptothrix Foersteri, due, dans
notre cas, au streptothrix Foersteri associé à un micrococcus.

2° Etude expérimentale de trois bacilles isolés dans la
conjonctivite granuleuse.

Dans le cours de nos premiers ensemencements avec les produits de la conjonctivite granuleuse, et dans le cours de nos
premiers examens microscopiques, nous avons rencontré plusieurs formes bacillaires, peu nombreuses cependant. Trois
d'entre elles ont pu être isolées. Ce sont :

1° Un bacille droit, court, très petit, ne prenant pas le Gram
et paraissant être le bacille décrit par Koch en 1888, étudié par
Weeks en 1886; et désigné sous le nom de bacille de Weeks.

2° Un bacille en massue, que nous avons cru être au début
une forme bacillaire nouvelle ; mais que nous avons retrouvé
décrit dans les travaux de Weeks, et dans la consciencieuse thèse
de Morax. Ce bacille prend le Gram.

3° Un bacille droit, très court, présentant des particularités de
coloration et de réfringence caractéristiques, et que nous désignons
sous le nom de bacille 3.

BACILLE 1. BACILLE DE WEEKS (fig. 4).

Dans ses recherches bactériologiques sur les conjonctivites
aiguës en 1884, Koch (48) rencontre un petit bacille fin, analogue à celui de la septicémie des souris.

En 1885, Weeks (98), étudiant la bactériologie d'une conjonctivite aiguë désignée sous le nom de «pink eye» (œil rose), sévissant sous forme épidémique à Philadelphie, retrouve abondamment le petit bacille correspondant exactement à la description

do Koch. Il tente de l'isoler, et dans ses cultures variées il trouve le bacille signalé par Koch, inséparablement uni à un autre bacille, présentant souvent, une extrémité renflée en massue. Il ne parvient pas à isoler ces deux formes bacillaires, et se lance dans les inoculations avec l'association des deux bacilles.

En 1887, Kartulis (49), reprenant l'étude des conjonctivites aiguës d'Egypte, retrouve le même bacille déjà décrit par Koch et Wecks. Il obtient sur gélose des cultures pures.

En 1894, Morax (62) retrouve les deux bacilles, bacille de Koch-Wecks, et bacille en massue. Pas plus que Wecks, il ne réussit à isoler à l'état de pureté le bacille droit et court, du bacille en massue, lorsque ces deux bacilles se trouvent réunis sur une même culture. Mais il réussit à avoir des cultures directement pures de l'un et de l'autre, l'un et l'autre étant venus séparément sur un milieu différent.

Quant à nos recherches personnelles, nous dirons que dans une première série d'expériences (cultures, préparations microscopiques) les deux bacilles nous ont apparu réunis. Dans une deuxième série, ils se sont nettement séparés; le bacille en massue ne nous ayant donné des colonies que sur sérum sanguin coagulé, et n'ayant jamais voulu pousser dans aucun autre milieu.

Nous n'insisterons pas longtemps sur les caractères de culture du bacille de Wecks, qui aime, de préférence à tout autre, les milieux d'agar-peptonisé. Il s'est comporté entre nos mains d'une façon curieuse, en ce sens qu'ayant obtenu un beau tube de colonies sur agar, et ayant voulu repiquer ces colonies au 5e jour en divers milieux, nous n'avons jamais abouti qu'à un insuccès complet. Nos colonies cependant n'avaient été soumises à aucune cause de mort. Quoi qu'il en soit, le bacille de Wecks a été perdu pour nous.

Cependant nous avons eu un tube de gélose qui nous a permis de faire 6 inoculations conjonctivales, sur des lapins, par des

procédés variés (scarifications, piqûres, plaie de la cornée, injections sous-conjonctivales).

En dehors d'une réaction inflammatoire le 1ᵉʳ et 2ᵉ jour, nous
n'avons rien obtenu. Malgré les conditions défectueuses dans
lesquelles étaient placés les organismes inoculés, nous n'avons
jamais obtenu plus qu'une conjonctivite catarrhale, bien loin
par conséquent d'un conjonctivite granuleuse.

Du reste, tous les auteurs, Koch, Wecks, Kartulis, Morax, ont
reconnu l'innocuité de ce bacille inoculé aux animaux. Il n'en serait
pas de même pour l'homme. M. Morax s'inocule l'œil droit avec
ce bacille et déclare que la conjonctivite aiguë dont il fut récom-
pensé, n'était pas sans inconvénients. En tout cas, l'inoculation
personnelle de M. Morax nous prouve que sur l'homme le bacille
de Wecks n'a donné lieu à aucun processus granuleux.

BACILLE 2. BACILLE EN MASSUE (fig. 5).

A propos du précédent bacille, bacille de Wecks, nous avons
déjà esquissé l'histoire de ce bacille en massue. Entrevu par
Koch, étudié par Wecks, puis par Morax, il est l'objet d'une
monographie toute spéciale de A. Guénod (36) dans sa *Revue
générale de bactériologie clinique de la conjonctive*, publiée dans
la *Gazette des hôpitaux*.

Cet auteur l'identifie au bacille pseudo-diphtéritique. Ce bacille
existerait sur les conjonctives saines, mais il est surtout l'hôte
particulier de la plupart des affections conjonctivales : xérosis
(Fick, Cirincione), conjonctivite catarrhale aiguë contagieuse
(Wecks, Morax) et même coexisterait à côté du bacille diphté-
ritique vrai dans les conjonctivites pseudo-membraneuses (Moritz,
A. Terson).

Ce bacille en massue s'est montré dans nos premiers tubes de
culture, pour ainsi dire isolé de lui-même. C'est sur un tube de
sérum sanguin coagulé qu'il a fait son apparition, en formant

5

des colonies à la vingtième heure. Ces colonies se présentaient sous la forme de points minuscules, couvrant le sillon d'inoculation. Ces points jaune blanc, extrêmement petits, comme une pointe d'épingle, ne grossissent pas beaucoup, avec l'âge avancé de la culture. En certains endroits, il y a confluence de colonies plus nombreuses, qui prennent dans leur ensemble la forme d'un triangle à sommet allongé.

Comme le bacille de Klebs et Loëffler, il prolifère abondamment et rapidement sur le sérum sanguin coagulé. Nous dirons même, pour ce qui nous concerne, qu'il ne pousse guère qu'en ce milieu. Combien de fois n'avons-nous pas essayé de le repiquer sur agar, sur bouillon, sur pomme de terre, sans aboutir à un résultat positif.

Ce bacille est volumineux, il prend bien les couleurs d'aniline et reste coloré par le Gram. Il forme dans les préparations microscopiques des amas confluents. Autour de ces amas formés de gros bacilles massue, on voit des bacilles également renflés à une de leurs extrémités, mais qui sont plus ténus, et paraissent répondre à des formes bacillaires de même nature, mais plus jeunes.

Tous les auteurs qui se sont occupés, du bacille en massue, ont formulé la conclusion suivante : Inoculé à des souris et à des cobayes, le bacille en massue n'a donné lieu à aucune réaction pathogène.

Pour ce qui concerne les inoculations intra-péritonéales, nous avons également recueilli l'assurance de l'innocuité du bacille en massue. Mais il n'en est pas de même pour les inoculations oculaires.

Les inoculations en milieu conjonctival (scarifications et massage, injection sous-conjonctivale) sur des lapins débilités, ont donné lieu à une réaction assez vive, comportant de l'hyperhémie, du chémosis, une sécrétion muco-purulente, une hypertrophie notable des éléments folliculeux de la conjonctive,

n'allant pas cependant jusqu'à nous donner l'illusion d'une conjonctivite granuleuse.

Au bout de quinze jours, tout était fini, l'état redevenu
normal. Les inoculations cornéennes ont donné lieu à des infil-
trations interstitielles, vascularisées, dont la résorption s'est
peu à peu accomplie.

Une fois seulement, nous l'avons injecté dans la chambre
antérieure de l'OG d'un lapin. Voici le récit de l'inoculation :

Premier jour : Photophobie, cercle périkératique, injection
vasculaire de la conjonctive.

Deuxième jour : Idem.

Troisième jour : On aperçoit dans la chambre antérieure, et
çà et là sur l'iris de petites colonies microbiennes, sous forme
de points jaunâtres. Il y a de l'irido-choroïdite.

Quatrième jour et jours suivants : On assiste au développement d'un hypopyon abondant, en même temps que se manifeste une kératite interstitielle intense, si intense que, par suite
du trouble des lames cornéennes, on n'aperçoit pas la chambre
antérieure et l'iris.

Peu à peu, tout tend vers la guérison ; au vingt-cinquième
jour, le lapin était guéri; mais il gardait une occlusion pupillaire
complète avec diminution considérable de la chambre antérieure
et iris en tomate.

En résumé, ce bacille en massue, caractérisé par sa forme
spéciale, son électivité de culture, n'a jamais reproduit dans les
inoculations conjonctivales une conjonctivite granuleuse type.
Sur le globe oculaire il a donné lieu, cependant, à une réaction
pathogène assez vive, puisque, dans un cas d'inoculation dans la
chambre antérieure, la perte de l'œil s'en est suivie.

En inoculations péritonéales, il est resté inoffénsif.

BACILLE 3. (Fig. 6).

L'examen microscopique nous a révélé ce bacille dans des colonies, développées sur gélatine, et provenant d'ensemencements faits à l'aide d'une aiguille de platine ayant barboté au sein d'un follicule trachomateux, incisé aseptiquement.

C'est donc un microbe, cueilli au sein même de la granulation.

La première caractéristique de cet agent microbien, c'est la difficulté qu'il offre pour le diagnostic microscopique : En certains points des préparations, on reconnaît la forme bacillaire absolument nette, mais dans d'autres, on se demande longtemps si on a sous l'œil un bacille ou un coque. En effet, le bacille 3 semble revêtir par moment la forme à peu près circulaire d'un coccus ; mais ce n'est là qu'une apparence. Cette apparence se manifeste surtout dans les préparations faiblement colorées ; sur les préparations colorées à chaud par le violet de gentiane, la vésuvine surtout, ou la thionine phéniquée, il n'y a aucun doute sur l'existence de la forme bacillaire unique.

Cette mobilité dans la forme n'a pas échappé à M. Shongolowitch (87), qui a rencontré ce même bacille en 1890, dans la conjonctivite granuleuse, et qui en fait l'agent spécifique du trachome.

Cet auteur a donné de ce fait anormal une explication satisfaisante, à laquelle nous nous rangeons entièrement :

« La forme particulière de ces bacilles, dit-il, qui par beau-»coup d'auteurs ont été pris pour des coques, est due à leur »arrangement, à la façon inégale dont ils réfractent la lumière, »et dont ils se colorent dans leurs différentes parties. »

Nous ajouterons que, pour être vus, les bacilles 3 exigent le plus fort grossissement, tant leur petitesse est étroite. Ils ne prennent pas le Gram.

Ce bacille cultive très bien en divers milieux et donne rapidement des colonies dont voici la physionomie :

Cultures sur gélatine. — Le développement est très rapide. Au bout de 24 heures, les colonies apparaissent. Le long des lignes de piqûres, on voit se développer une fine languette jaune clair. Un des bords de la languette est net et droit; l'autre est au contraire ondulé et comme frangé. La languette se termine en doigt de gant.

Dans les ensemencements, par strie simplement tangentielle à la surface de la gélatine, on voit se constituer une bande jaune clair, qui sur ses limites se relève en un bord d'un jaune plus foncé et légèrement surélevé. Cette bordure-limite est enfin encadrée par une collerette frangée, et de couleur presque blanche. De temps en temps, on voit s'élever sur la bande initiale de petits mamelons blanc de lait, qui n'arrivent cependant jamais à faire une saillie considérable. Jamais la gélatine n'est liquéfiée.

Cultures sur agar. — Le développement des colonies est très rapide. Dans les tubes, elles se présentent sous forme de bandes plus ou moins larges de couleur jaune clair. La limite de ces bandes n'est pas nette, et il y a fusion insensible entre la colonie et le milieu de culture. Quelquefois il se forme, comme sur la gélatine, des élevures blanchâtres. Ces élevures prennent une forme ovalaire, et sont entourées par un léger nuage blanc jaunâtre. Elles donnent assez bien l'image d'une graine d'ormeau vue par transparence.

En plaques, les cultures se présentent sous forme d'un enduit cireux, qui s'étale peu à peu, jusqu'à gagner les limites de la boîte de culture, où il se relève légèrement pour former bordure.

Cultures sur bouillon. — Le bouillon se trouble au bout de 18 heures. Son trouble augmente avec l'âge de la culture, en même temps qu'au fond il se fait dépôt jaune sale, qui reste en partie adhérent au verre. Les bacilles provenant des cultures sur bouillon sont plus longs que les bacilles recueillis sur les autres milieux de culture.

Cultures sur pomme de terre. — Il se forme rapidement des élevures blanc jaune, qui deviennent confluentes par endroits; et qui ne présentent aucune caractéristique.

INOCULATION AUX ANIMAUX DU BACILLE 3. — Nous avons inoculé le bacille 3 dans l'œil d'animaux divers: lapins, chats, chiens, pigeons.

Nous nous sommes bornés aux inoculations conjonctivales, et sous-conjonctivales, avec ou sans lésion des cornées.

Les lapins seuls ont été mis un mois avant l'inoculation dans des conditions physiques défectueuses, en vue de créer chez eux le « minoris resistentiæ » général. Leurs conjonctives, quelque temps avant l'inoculation, ont été l'objet de traumatismes aseptiques, en vue de créer sur cette muqueuse le « minoris resistentiæ » local.

Voici l'énumération des résultats obtenus:

Lapins. — Réaction inflammatoire vive. — Hyperhémie conjonctivale, chémosis constant. — Proliférations folliculeuses sur la conjonctive, s'affaissant rapidement; mais jamais évolution d'une conjonctivité granuleuse type. — L'examen anatomo-pathologique n'a pas confirmé d'une façon absolue le diagnostic de granulations. — Les cornées ont faiblement réagi; au bout de quelques jours, tout s'est terminé par une légère taie cicatricielle.

Chiens. — Très vive réaction inflammatoire; pus abondant. Pas de conjonctivite granuleuse.

Chats. — Evolution de conjonctivites catarrhales muco-purulentes; mais rien de granuleux.

Pigeons. — Pas de réaction d'aucune sorte.

En résumé, d'après nos recherches personnelles, nous ne pouvons nous ranger à l'avis de M. Shongolowitch (87), qui fait du bacille 3 l'agent spécifique du trachome.

3° Inoculations conjonctivales avec les staphylocoques pyogènes de culture, et provenant de foyers purulents à staphylococcus et streptococcus.

Cette nouvelle série d'expériences a pour but de contrôler dans une certaine mesure le fait suivant: *Les microbes vulgaires de la suppuration ne peuvent-ils point, arrivant sur des milieux conjonctivaux de sujets prédisposés, déterminer une conjonctivite granuleuse.*

Les staphylocoques et les streptocoques ne sont pas les hôtes habituels de la conjonctive. — Fich et Marthen trouvent seulement, une fois, le staphylococcus albus et aureus sur une conjonctive saine. Gombert ne les a pas rencontrés. Morax, Gombert, Marthen, déclarent également la rareté du streptococcus en milieu conjonctival sain, mais ils le rencontrent dans diverses affections conjonctivales, surtout lorsqu'il y a des complications de dacryocystite et de péricystite.

Dans nos recherches sur les microbes de la conjonctivite granuleuse, nous avons retrouvé les diverses variétés de staphylococcus et de streptococcus, dans nos cultures et nos préparations. Nous avons inoculé ces divers agents microbiens par des procédés variés déjà décrits, dans la conjonctive, dans le tissu cellulaire sous conjonctival, dans la cornée d'animaux débilités par la vie dans un air confiné, la privation d'aliments, les mauvais traitements; débilités aussi au niveau conjonctival (point local) par le jet dans les culs-de-sac, de graviers et de sables préalablement passés à l'autoclave. Nous nous sommes servi soit de cultures, soit de pus retiré sur des abcès reconnus porteurs des micro-organismes que nous voulions expérimenter. Toujours nous avons eu une réaction inflammatoire des plus vives. Avec les inoculations cornéennes, 2 fois nous avons assisté au développement d'une panophtalmie. Avec les inoculations conjonctivales et sous-conjonctivales sur les lapins, nous avons obtenu des conjonctivites aiguës avec sécrétion muco-purulente, des conjonctivites *hyperhémiques avec hypertrophie en masse de toute la paupière, et hypertrophie plus particulière des éléments folliculeux de la conjonctive.* Nous avons touché de très près à l'état granuleux vrai. L'anatomie pathologique nous a révélé des amas lymphoïdes, analogues aux granulations types, mais en très petit nombre. *De sorte que, si dans nos inoculations conjonctivales, nous avons réussi à produire des granulations, c'est bien dans cette série d'expériences.*

Enfin, étant donnée l'origine génitale (gonocoque) quelquefois invoquée des granulations (Fuchs) (30), étant donnée la constatation de cet agent microbien, faite par nous dans les milieux conjonctivaux granuleux, par les procédés de la méthode directe; nous avons tenté son inoculation sur l'œil des lapins.

6 lapins ont été inoculés avec le pus d'une uréthrite de 15 jours, pus riche en gonocoques, d'après les préparations directes.

Dans 4 cas, après une courte réaction inflammatoire, tout est rentré dans l'ordre. Deux fois, nous avons obtenu une conjonctivite catarrhale aiguë, avec hypertrophie des éléments cellulo-lymphoïdes de la conjonctive, sans que cet état conjonctival puisse être dénommé du nom de conjonctivite granuleuse.

Il nous reste maintenant à entreprendre l'étude des micrococcus du trachome, et plus spécialement de ce coccus étudié par Koch, Sattler, Michel, Poncet, etc., qui, plus heureux que tous les autres microbes, a été considéré comme agent spécifique de la conjonctivite granuleuse et élevé à *la dignité de Trachomcoccus.*

4° **Des micrococcus rencontrés dans la conjonctivite granuleuse.**

Nombreuses sont les formes microbiennes en micrococcus, que l'on rencontre dans la conjonctivite granuleuse, quel que soit le point où le produit d'ensemencement ait été pris (liquide des culs-de-sac, surface des villosités trachomateuses, sein même des villosités).

Tous ces micro coccus liquéfient en général la gélatine, et se présentent sous forme d'éléments arrondis, ou légèrement ovalaires variant entre $0\mu,50$, $0\mu,80$, $0\mu,90$ à 1μ de diamètre. Ils sont généralement isolés, se groupant parfois en petits groupes, rarement en zooglées abondantes. La plupart ne possèdent pas de mouvements propres. Ils prennent tous, les couleurs d'aniline, et restent colorés par la méthode de Gram.

Au milieu de cet infinie variété de micrococcus, il est difficile de faire un classement. Autour de certains points de colonies, nous avons remarqué que la gélatine n'était pas liquéfiée ; nous pensons que le micrococcus qui donnait ces colonies répondait au micrococcus candicans décrit par Flügge, rencontré sur la conjonctive par Gombert et étudié par cet auteur.

Quoi qu'il en soit, nous avons isolé, poursuivi jusqu'à l'inoculation, deux formes de micrococques :

Une forme symbiosée avec le streptothrix Fœrsteri, et sur laquelle nous ne reviendrons pas, étant donné le soin que nous avons pris à décrire cette symbiose et ses effets d'inoculation.

Une forme semblant répondre au coccus de Sattler et de Michel

C'est cette dernière forme, au sujet de laquelle nous allons relater nos recherches. Mais il nous semble indispensable auparavant de retracer l'histoire des micrococcus du trachome; puisque

aujourd'hui, de jour en jour s'accrédite l'opinion, que le microbe
du trachome est un micrococcus.

C'est en 1881, que ces agents de la conjonctivite granuleuse,
sont l'objet, d'une communication de Sattler, devant la Société
ophtalmologique d'Heidelberg :

«Très semblables au micrococcus de la blennorrhée, dit Sattler,
ceux du trachome ont une forme invariablement circulaire. Rarement on les rencontre isolés dans les sécrétions; plus souvent ils
sont réunis par paire, les éléments restant, à une certaine distance
les uns des autres. Le plus fréquemment, ces micro-organismes
sont réunis par 3, par 4, affectant alors une disposition suivant
les angles d'un triangle ou d'un rectangle. Ce groupement est
caractéristique pour le trachome et la blennorrhée des nouveau-
nés. Jamais on n'a affaire ici à une disposition en chaînes. Les
groupes de 3 ou 4 éléments exécutent des mouvements rapides.
Ces dernières formes peuvent s'agréger à 2, 3, ou plusieurs,
sous forme de véritables masses de zooglées».

L'auteur a pu transmettre le trachome à l'homme, non aux
animaux, en inoculant à la conjonctive le produit d'une culture
de micrococcus. Ayant également transporté dans un cul-de-sac
conjonctival humain une granulation excisée, l'auteur vit au
bout de 7 jours, se manifester des symptômes de conjonctivite
granuleuse.

Sattler, abordant ensuite le sujet de front, se pose les trois
questions suivantes, et y donne une réponse affirmative :

1° Le micrococcus de la sécrétion conjonctivale fait-il partie
constante de la granulation trachomateuse ?

2° Peut-on cultiver le micro-organisme dans les liquides
nourriciers ?

3° Peut-on, à l'aide des produits de culture, reproduire la
maladie ?

Toutes questions résolues, pour Sattler, affirmativement.

La communication de Sattler suscita de nombreux travaux de

contrôle, parmi lesquels il convient de citer ceux de Staab, de Weisser, et surtout de Leber, qui assigne comme lieu de colonisation des micrococcus le tissu même de la conjonctive.

En 1883, Sattler (83) confirme sa précédente communication, et cite le cas d'une petite fille, chez laquelle il a provoqué l'éclosion d'une conjonctivite granuleuse par inoculation.

Puis c'est en 1887 que le professeur Michel, de Wurtzbourg, (19), publie le résultat de ses recherches sur « le micro-organisme de l'ophtalmie d'Egypte». Une épidémie d'ophtalmie gr   uleuse qui sévit dans l'orphelinat d'Aschaffenbourg fournit à   auteur l'occasion de faire des recherches bactériologiques.

L'examen direct des liquides sécrétés fut négatif, mais les cultures dans la peptone, la gélatine, l'agar-agar, le sérum de mouton permirent à l'auteur d'isoler un micrococcus, qui inoculé sur la conjonctive humaine reproduisit le trachome.

Mentionnons encore, en cette même année 1883, les recherches de Koch, lors de son séjour en Egypte, où il étudiait les granuleux ; il décrit plusieurs micrococques, mais n'affirme pour aucun un rôle spécifique.

En 1888, paraissent les travaux de Pétresco (47), et puis ceux de Studerini (88), que nous avons déjà analysés. (Voir *Revue générale*).

Enfin en 1890, au Congrès de Berlin, session 10e, section d'ophtalmologie, la question des micrococcus du trachome est agitée. MM. Raehlman, Schmidt-Rimpler, Swaen Burdet, H. Stattler, Chibret, etc., prennent part à la discussion.

Les uns affirment que le coccus de Micchel semble être le virus, du trachome. Les autres disent : le diplococcus trachomatosus de Michel ne peut être regardé comme le bacille spécifique du trachome. Tous sont d'accord, pour admettre une certaine prédisposition, de la part de la muqueuse qui réalise une infection granuleuse.

En résumé, quelles conclusions tirer de ces diverses recherches sur le micrococcus du trachome ?

Laissant de côté la constatation des divergences d'opinion des auteurs qui se font les champions de microcoques divers, pour ne retenir que le fait des inoculations réussies sur l'homme, par MM. Sattler et Michel, conclurons-nous à la souveraine spécificité du Trachom-coccus ? C'est pour nous faire une opinion à ce sujet, que nous allons relater nos recherches personnelles sur le coccus granuleux que nous avons isolé, et dont les caractères de culture et les caractères microscopiques se rapprochent des caractères du Trachom-coccus.

Coccus isolé et inoculé. Trachom-coccus. — Nous avons retrouvé ce coccus dans nos diverses séries d'ensemencements : ensemencements avec le liquide des larmes — ensemencements avec le produit du râclage des follicules trachomateux préalablement asséchés — ensemencements avec le frottis d'une aiguille de platine portée au sein d'un follicule granuleux aseptiquement incisé. Il est donc partout : à la surface, et au sein de la conjonctive trachomateuse.

Au point de vue microscopique, examiné à un grossissement de 1,500 fois, il se présente sous la forme de petites cellules arrondies assez régulièrement, de $0\mu,50$ à $0\mu,60$ (Fig. 7). Ces micrococcus sont le plus généralement isolés. Quelquefois ils se disposent en petits groupes de 2, 4, ou plus encore, mais jamais on n'arrive à la zooglée en masse. Du reste la disposition des éléments sur la lamelle paraît due au hasard, et n'a rien de caractéristique. Jamais ils ne se disposent en chainettes. Nous n'avons pas observé dans le mode de disposition de ce coccus, des figures en angles de triangle ou de rectangle, comme Sattler en a signalées. Nous n'avons pas observé le dispositif en pain, signalé par Michel. Ces coccus prennent très bien les couleurs d'aniline, se colorent par la méthode de Gram.

Non seulement, ils sont animés de mouvements de rotation et d'oscillation, mais encore de mouvements de translation.

Sa physionomie de culture est la suivante :

— Sur la gélatine ensemencée par piqûre, il se développe au 4ᵉ jour de petits points gris blanc. Les petits points développés se fusionnent souvent pour donner une colonie en petite plaque. En même temps, on voit apparaître des colonies profondes sous forme de petits points sphériques qui, au bout de deux mois, atteignent la grosseur d'une tête d'épingle. C'est dire, combien leur agrandissement est lent.

Les petites plaques de colonies, d'un blanc brillant au début, prennent, au bout de quelques jours, une teinte blanc jaune terne, qu'elles conservent ensuite. — Examinées du côté de leur surface libre, ces plaques ont des contours légèrement ondulés, elles sont légèrement surélevées ; quelques-unes cependant sont déprimées en godet. Jamais la gélatine ne s'affaisse sous elles et autour d'elles.

Examinées du côté de leur surface qui est en contact avec le milieu de culture, elles présentent un aspect en pomme de chou-fleur, c'est-à-dire qu'elles semblent formées par une agglomération de petites granulations. Quand la culture vieillit, on voit apparaître du côté de cette face une atmosphère nuageuse, qui voile légèrement cette partie de la colonie. Jamais la gélatine n'est liquéfiée.

En profondeur nous avons noté de petites colonies blanchâtres sphéroïdes. Ces petits points grossissent lentement, et perdent avec le temps leur contour régulier. Sur les vieilles cultures ils s'entourent, eux aussi, d'une atmosphère nuageuse, blanc grisâtre.

Jamais la gélatine ne se liquéfie autour de ces points.

Cultures sur agar-agar. == Au bout de 24 heures, le résultat positif de l'ensemencement s'affirme. Le long des stries d'ino-

jonctivale, par simple apposition d'une colonie et massage, les conjonctives de 6 lapins, 2 chiens et 1 chat.

culation apparaissent des lignes de couleur blanc gris, dont le contour est mal limité ; il semble qu'il y ait une ligne centrale plus claire en couleur, entourée par un manchon gris foncé, qui prend un aspect nuageux.

Arrivée à cette période, la colonie s'étend en surface; ce n'est qu'au bout de deux ou trois jours qu'apparaissent sur la ligne centrale, de distance en distance, de petites élevures plus blanches, affectant la forme de verrues.

Avec l'âge, la colonie ne change pas d'aspect; le relief de la bande de colonie devient cependant plus accusé.

Cultures sur sérum. — Le micrococcus granuleux forme le long de la strie de piqûre, en 18 heures environ, une bande presque incolore, assez mince, qui devient ensuite glaireuse et blanchâtre.

Au bout de quelques jours, sur certains tubes, nous avons vu la bande de colonie couler jusqu'au fond du tube.

Cultures en bouillons ordinaires. — Le bouillon ensemencé avec le micrococque granuleux est louche au bout de 24 heures environ. Les jours suivants, son trouble va en augmentant, et on voit apparaître au sein de la masse liquide de petites pellicules. Si on garde longtemps les tubes de culture, le liquide devient tellement trouble qu'on dirait du lait, ou du pus.

Cultures sur carottes et pommes de terre. — Ensemencé plusieurs fois, il n'a jamais donné de cultures.

La température de 37° convient très bien au développement du micrococque granuleux ; mais il s'accommode également à merveille d'une température de 38° et 39°.

INOCULATIONS DU MICROCOCCUS. TRACHOM-COCCUS. — Nous avons inoculé le micrococque granuleux aux animaux.

Nous nous sommes adressé aux lapins, aux chiens, aux chats.
Nous avons inoculé par scarification, par injection sous-con-

Les lapins ont été placés dans des conditions de milieu et de
nourriture absolument défavorables, afin de créer dans leur organisme une prédisposition à la réceptivité.

Malgré ce, notre résultat a été loin d'une réussite. Une seule
fois sur la conjonctive de la paupière supérieure d'un lapin, nous
avons assisté au développement de 3 petits grains. Ces grains se
sont manifestés le 12° jour seulement, sur le fond conjonctival
fortement hyperhémié, presque ecchymotique. Le 20° jour, ils
diminuaient de volume, en même temps que l'équilibre vasculaire de la muqueuse oculaire, se rétablissait. Nous ne pouvons
certainement pas donner à ce processus inflammatoire la déno-
mination de conjonctivite granuleuse.

Dans tous les autres cas, nous avons noté seulement : de l'hyperhémie, accompagnée d'écoulement séro-purulent, et de la
photophobie. Vers le 6°, 7°, 8° jour, tout se rétablissait norma-
lement.

En résumé, nos tentatives d'inoculation sur *des animaux*, avec
un micrococcus semblant répondre par ses caractères microscopiques et ses caractères de culture, au trachom-coccus de Sattler
et Michel, sont restées sans résultat appréciable.

CHAPITRE III

Conclusions. — Déductions sur la Pathogénie de la Conjonctivite granuleuse.

Nous voici arrivé au moment de poser une conclusion, et nous l'avouons, notre hésitation est grande. Nous n'avons pas l'autorité nécessaire pour conclure à découvert, à la négation d'un microbe pathogène de la conjonctivite granuleuse, et cependant, *c'est là notre conviction la plus franche.*

Nous avons eu entre nos mains les agents réputés spécifiques, nous les avons inoculés avec mille précautions et sans omettre de notre mieux, aucun détail, et nous avons abouti à des insuccès.

Sans doute, plusieurs fois, nous avons vu évoluer sous nos yeux des conjonctivites sub-granuleuses, avec proliférations folliculeuses sur la conjonctive, mais jamais l'anatomie pathologique n'a pleinement confirmé le diagnostic porté d'après l'évolution apparente. Nous n'avons donc jamais reproduit chez les animaux, avec les agents microbiens isolés, la conjonctivite granuleuse.

Notre expérimentation, il est vrai, n'a pas porté sur la conjonctive humaine, et c'est là une objection dont nous sommes passif. Nous l'acceptons volontiers, mais ce que nous prétendons, c'est que les animaux sur lesquels nous avons expérimenté, sont susceptibles de présenter la conjonctivite granuleuse :

Les lapins, a-t-on dit, sont absolument réfractaires au trachome. Nous admettons le contraire. Nous affirmons avoir vu chez les lapins des conjonctivites nettement granuleuses.

Du reste, nous ne sommes pas isolé dans cette constatation.

Le Dr Villard (102), dans sa thèse inaugurale, rapporte des cas de conjonctivite granuleuse chez le lapin. Il a fait des préparations microscopiques de ces conjonctives. Il a trouvé identité absolue de structure entre ces granulations et celle de l'homme, et il affirme nettement qu'il s'agit bien là de formations pathologiques analogues à celles du trachome.

Pour le chien, la réceptivité granuleuse est admise par tous.

Quant aux oiseaux, ils sont susceptibles aussi de contracter la conjonctivite granuleuse. M. Berlin (9) notamment a décrit une épidémie de trachome, ayant sévi sur une famille de Uhus (grands-ducs), importés des Carpathes. D'abord indemnes de toute affection oculaire, dit-il, les oiseaux furent successivement atteints de trachome. La surface interne des trois paupières était couverte de granulations, la cornée présentait un pannus caractéristique.

Nous avons donc expérimenté sur des tissus susceptibles de réceptivité; et notre résultat a été négatif. Il a été négatif, même avec les microbes dits spécifiques, même avec le trachom-coccus de Sattler et Michel.

Notre conclusion, nette et ferme, est donc la suivante :

Nous n'avons pas trouvé dans la conjonctivite granuleuse de microbe, qui, isolé et inoculé, ait produit le trachome.

Ce microbe existe-t-il réellement, et a-t-il échappé à nos inhabiles investigations ; ou bien, pour employer un mot de Mutermilch, n'a-t-il été inventé que par préjugé scientifique ?

C'est là une dernière question que nous voulons essayer de résoudre :

Du fait de nos expériences personnelles nous ayant conduit à la négation d'un microbe spécial spécifique, du fait d'une partie de nos recherches (inoculations de microbes ordinaires de la suppuration, sur des conjonctives d'animaux débilités) nous sommes en droit de déduire une opinion documentée sur la pathogénie de la conjonctivite granuleuse.

C'est cette opinion que nous allons exposer et discuter :

Lorsqu'une affection localisée se traduit par une réaction spéciale typique, comme la granulation dans le cas de trachome, point n'est besoin pour l'expliquer, d'invoquer un agent microbien spécial.

Ne sait-on pas aujourd'hui que le tubercule est la manifestation défensive de l'organisme, non seulement contre le bacille de Koch, mais encore contre d'autres microbes ? De même, sommes-nous illogique de penser que la granulation n'est pas la réponse défensive de la conjonctive à un microbe spécifique, mais à une infinité de microbes, causes ordinaires des infections conjonctivales ?

Cette donnée, théorique au premier abord, reçoit la sanction de l'*observation clinique* et de l'*expérimentation* :

En effet, du côté clinique nous retrouvons à tous les pas, dans l'histoire oculaire d'individus contagionnés, auprès de sujets granuleux, des conjonctivites catarrhales, muco-purulentes, purulentes, des conjonctives folliculaires. L'agent infectieux du trachome, en passant sur de nouveaux milieux conjonctivaux, a donc donné sa mesure. Il a prouvé que là il déterminait de la granulation conjonctivale, là une inflammation plus ou moins intense, là du pus.

Du côté expérimental, nous constatons que des inoculations conjonctivales avec des produits granuleux (10 inoculations pour notre compte personnel) reproduisent toute la gamme des conjonctivites simples aux conjonctivites purulentes, et dans des cas spéciaux seulement (organismes débilités expérimentalement), des productions folliculeuses, sinon franchement granuleuses.

Et de plus, n'avons-nous point établi, dans une partie de nos expériences (inoculations des microbes ordinaires de la suppuration, staphylococcus streptococcus, sur des conjonctives traumatisées aseptiquement, et appartenant à des animaux maltraités, mal nourris, privés d'air et de lumière), que la conjonctivite granuleuse pouvait être déterminée avec des microbes communs et non spéciaux.

Ces faits prouvent donc que dans la conjonctivite granuleuse intervient un facteur autre que le facteur microbien.

La spécificité microbienne doit céder le pas à une spécificité d'un autre ordre, depuis longtemps connue pour le trachome, c'est la spécificité de l'organisme.

Spécificité de l'organisme, et non spécificité microbienne dans la conjonctivite granuleuse.

Si nous mettons en parallélisme étroit les résultats que nous avons obtenus, dans nos recherches sur la bactériologie de la conjonctive granuleuse, et les résultats obtenus par les auteurs à propos des diverses conjonctivites, catarrhales, printanières, purulentes et muco-purulentes, nous voyons :

D'un côté comme de l'autre, grande richesse de micro-organismes, sous forme de micrococcus et de bacilles.

Le streptothrix Foersteri est l'hôte de la conjonctive normale, de la conjonctive enflammée à divers degrés, de la conjonctive granuleuse dans nos expériences.

Les bacilles particuliers, que nous avons rencontrés dans le trachome, sont mentionnés brièvement par les auteurs dans d'autres affections conjonctivales.

A peu de chose près, il n'existe donc pas de différences, au point de vue bactérien, entre la conjonctivite catarrhale, printanière, purulente et muco-purulente, et la conjonctivite granuleuse. Il n'y a pas spécificité microbienne pour le trachome.

Cette opinion a été déjà émise et soutenue en 1893, par Mutermilch (63-64), qui s'est déclaré ennemi acharné du microbe spécial des granulations. L'auteur s'exprime ainsi :

« L'association des recherches bactériologiques aux faits cliniques, qui démentent souvent le caractère contagieux du trachome, nous permet de conclure qu'on n'est pas arrivé à découvrir le microbe du trachome, pour la simple raison que celui-ci n'existe pas.

»Le follicule et le trachome s'expliquent aisément, par les modifications que l'inflammation fait subir à l'épithélium conjonctival et au tissu adénoïde sous-jacent.

»Toute inflammation de la conjonctive peut donner lieu à des proliférations granuleuses, aussi bien la conjonctivite catarrhale, la conjonctivite muco-purulente, que le catarrhe printanier ou la blennorrhée chronique, etc.

»Nous pouvons conclure sans hésitation que chaque inflammation de la conjonctive, n'importe de quelle origine, peut passer au trachome typique.

La conjonctivite granuleuse relève donc des mêmes causes microbiennes que les diverses inflammations conjonctivales. Si elle apparaît, ce n'est pas par spécificité microbienne, c'est par suite de la spécificité de l'organisme.

Contre une même cause microbienne conjonctivale, l'organisme A réagira en faisant une conjonctivite catarrhale ; l'organisme B, en faisant une conjonctivite purulente ; l'organisme C, en faisant une conjonctivite printanière et l'organisme D enfin, en faisant une conjonctivite granuleuse.

C'est cette spécificité de l'organisme qui éclate seule, et elle est facile à établir.

Le granuleux est spécifique au *point de vue local* et au *point de vue général*.

Au point de vue local : l'œil destiné à devenir granuleux appartient généralement à un sujet placé dans de mauvaises conditions d'hygiène ; de ce chef il est le lieu de localisation de mille poussières minérales et organiques. De plus, l'œil granuleux est le plus souvent lacrymal, secondairement quelquefois, primitivement dans la majorité des cas. C'est là l'opinion de notre maître le Pr Truc, et qui ressort de l'examen des granuleux de nos régions. Par suite de la stagnation lacrymale, il y a pullulation microbienne dans les culs-de-sac. De ce fait, la conjonctive immobilise une partie de ses forces défensives, et se place dans un état spécial de réaction vis-à-vis des nouveaux germes qui iront se localiser à son niveau.

Mais le granuleux est surtout spécifique au point de vue général.

Tous les granuleux sont généralement des gens de la classe pauvre. Ils sont tous plus ou moins des recrues de la misère physiologique. L'encombrement, la malpropreté, le froid, le surmenage, le mode de nourriture, son insuffisance, l'anémie, le lymphatisme, la scrofule, sont leur apanage. Il y a étroite relation entre le lymphatisme et le trachome.

« Il y a chez le lymphatique, un vice nutritif qui paraît bien établi, quoique mal défini, qui favorise les infections extérieures, qui modifie leurs allures morbides localement (Truc. Lymphatisme et trachome 94.

Voilà pourquoi chez le lymphatique, dans l'organisme duquel les actes intimes de la nutrition (translation de pénétration, transmutation vivifiante, transmutation rétrograde, translation d'expulsion), sont si notablement modifiés, l'allure morbide locale se traduit par la granulation.

Cette question de l'organisme est d'une grosse importance au sujet qui nous occupe. Elle est si importante qu'à l'heure actuelle une nouvelle école s'élève. Elle élimine la cause microbienne, et ne voit dans la granulation conjonctivale qu'une origine endogène. La conjonctivite granuleuse devient une manifestation diathésique.

Le Dr Bruté (9) dans un article publié dans les Archives d'oph-talmologie, où il trace un rapport entre les granulations conjonc-tivales et les différents états constitutionnels, cite des observations où, en même temps que les granulations des conjonctives, il a noté la pharyngite granuleuse ou la métrite granuleuse. Il se refuse à admettre qu'il n'y ait que simple coïncidence entre ces différentes lésions. Et l'auteur ajoute que par un traitement général approprié, il a obtenu la guérison de ces processus gra-nuleux à sièges différents, mais à évolution semblable, nés sur un même terrain, offrant les mêmes caractères d'évolution et de chronicité.

Notre opinion ne va pas jusque-là. Si nous affirmons l'exis-tence du terrain spécialement diathésique, nous ne nions pas l'influence microbienne. Les deux marchent de pair.

Une autre preuve de l'importance du terrain, en état plus ou moins marqué d'opportunité morbide, éclate dans la marche que suit le trachome :

En effet, qui ne sait combien les granulations conjonctivales ont une fortune tourmentée. Tantôt c'est l'état aïgu, porté à son maximum; puis une trêve s'établit, le calme s'installe, le sujet est considéré comme guéri. Mais bientôt, sans cause apparente, la maladie se réveille brusquement ; et voilà une nouvelle poussée qui évolue, pour faire place ensuite à une nouvelle période de calme relatif. La courbe de l'évolution granuleuse se traduit ainsi, par une série de monts et de vaux, correspondant aux exacerbations et aux périodes de guérison apparente de la maladie.

Sans doute, ces exacerbations soudaines peuvent être dues à l'action des parasites, mais elles nous semblent plutôt être le reflet d'un état diathésique essentiel.

Mais voici la contagion granuleuse, qui vient battre en brèche l'idée de prédominance du terrain, et nous ramène vers l'adhé-sion à un microbe spécifique....

Et d'abord cette contagiosité de la maladie n'est pas admise à l'unanimité des auteurs. Furnani et Roustan en Algérie, Dianoux à Pen-Bron, Chibret à Clermont-Ferrand, prétendent ne l'avoir jamais constatée.

Voyons ensuite si les arguments qu'elle nous fournit, ne plaident pas plutôt en faveur de la spécificité du terrain :

Voilà un partisan de la contagion, qui met sous nos yeux une série de personnes de la même famille, successivement atteintes de trachome, qui établit la filiation contagieuse, parmi elles.

A ce partisan, ne sommes-nous pas en droit de dire : vous avez noté plutôt un *fait d'opportunité morbide* qu'un *fait de contagion*. Vous vous êtes trouvé en présence d'organismes constitutionnellement les mêmes, qui, placés dans les mêmes conditions d'hygiène, soumis aux mêmes influences morbides, ont réagi par suite de la même façon.

Combien de fois ne nous est-il pas arrivé de rencontrer dans nos recherches sur la contagion granuleuse à Montpellier (Recherches dirigées par M. Truc, consignées dans la thèse de Jalabert, contagion granuleuse, mars 1895) des familles chez lesquelles, à côté d'enfants atteints de trachome, on observait l'immunité pour les autres.

Ces frères restant indemnes à côté de leurs frères contaminés, vivant dans le même milieu, exposés à la réception sur leur conjonctive des mêmes poussières vivantes, pourquoi n'ont-ils pas réalisé une conjonctivite granuleuse ?

La réponse est facile ; car si on examine l'état général des personnes échappées à la conjonctivite trachomateuse, si on le met en parallèle avec celui des personnes atteintes, on trouve que le maximum de résistance est pour les premières.

C'est grâce à cette résistance générale que les agents microbiens sont restés sans effets sur l'épithélium conjonctival de ces sujets.

Les graves épidémies militaires s'expliquent encore de la

même manière : Si des individus en grand nombre, restant en relations intimes, soumis aux mêmes influences, aux mêmes exigences corporelles, aux mêmes conditions climatériques et hygiéniques, sont frappés à un moment donné, au niveau de la conjonctive, d'une inflammation aiguë, rien d'étonnant à ce que tous ces individus réalisent la même forme morbide, la conjonctivite granuleuse.

En résumé, la conjonctivite granuleuse, à notre avis, au lieu d'être due à un microbe spécialement spécifique, nous semble tributaire de toutes les infections.

Staphylocoques, streptocoques, bacilles, micrococcus, champignons, gonococcus, voilà les agents microbiens que l'on retrouve dans les diverses cultures provenant de produits granuleux.

Ces agents, arrivant sur des milieux conjonctivaux divers, causent chez ceux-là une conjonctivite purulente, une conjonctivite catarrhale, une conjonctivite phlycténulaire, *chez ceux-ci à épithélium conjonctival peu résistant (terrain predisposé : lymphatiques, scrofuleux, miséreux) la manifestation microbienne se traduit par une marche particulière : la granulation.*

Cette conclusion, nous l'avons démontré, réclame pour elle l'appui de la *clinique* et de l'*expérimentation*, nous l'adoptons pleinement.

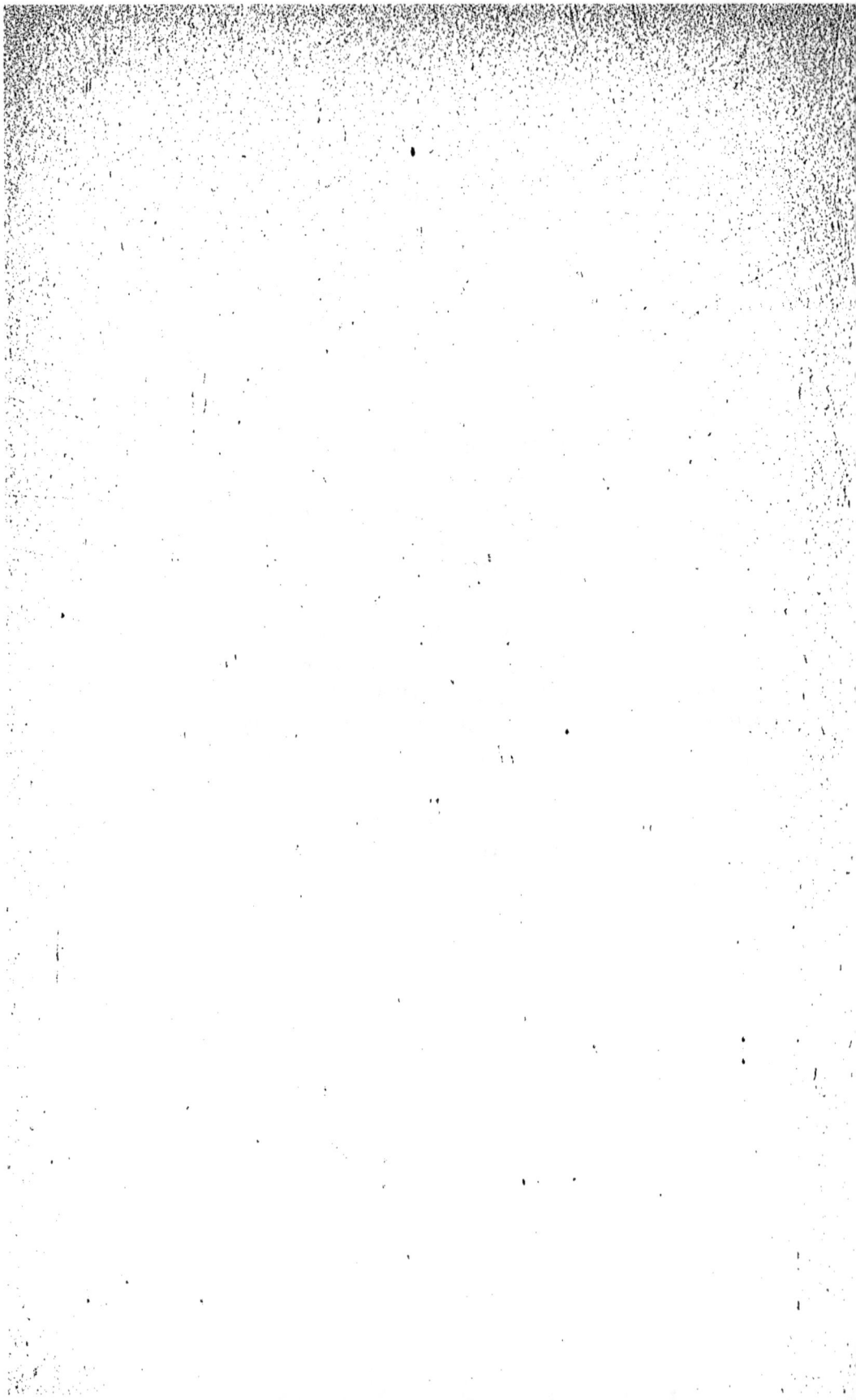

CONCLUSIONS GÉNÉRALES

A la fin de chacun des trois chapitres qui composent notre thèse inaugurale, nous avons formulé des conclusions. Nous ne ne pouvons que les grouper ici une dernière fois, en résumé général.

1° *Conclusions tirées des travaux sur la bactériologie de la conjonctivite granuleuse* (Revue générale).

a. La nature microbienne du trachome est admise généralement.

b. Les agents dits spécifiques sont multiples. Ils ont leurs défenseurs, ils ont leurs détracteurs.

c. Aucun d'eux ne réunit les conditions de souveraine spécificité. Tout au plus faut-il avancer en première ligne le coccus de Sattler et Michel (Trachom-coccus).

2° *Conclusions de nos recherches personnelles.*

a. Nous avons rencontré dans la conjonctivite granuleuse des micro-organismes nombreux et variés, dont quelques-uns ont été isolés et inoculés.

b. Nous avons obtenu quelquefois, à la suite d'inoculations, des conjonctivites avec productions folliculeuses, mais sans confirmation absolue, au point de vue étroitement spécifique, par l'anatomie pathologique.

c. Dans un ordre d'idées plus général, avec un agent microbien, rencontré dans la sécrétion de la conjonctivite granuleuse, le str. Fœrsteri symbiosé à un micrococcus, nous avons obtenu plusieurs cas de pseudo-tuberculoses généralisées.

d. Les micro-organismes du trachome, réputés spécifiques, par ceux qui les ont décrits, sont restés entre nos mains, impuissants à prouver leur spécificité.

En un mot: *Nous n'avons pas trouvé dans la conjonctivite granuleuse de microbe qui, isolé et inoculé, ait reproduit le trachome.*

3° CONCLUSIONS DÉFINITIVES.

a. Il n'y a pas de microbe spécial au trachome.

b. Deux éléments entrent dans la constitution de la conjonctivite granuleuse : en *première ligne* le terrain, qui est sa caractéristique personnelle ; en *deuxième ligne* l'infection ; l'infection non par un microbe spécial, mais par les microbes ordinaires, auteurs des diverses inflammations conjonctivales communes. Ces microbes, dans le cas spécial, arrivant sur un épithélium conjonctival, particulièrement disposé de par la constitution générale du sujet (spécificité de l'organisme), se voient opposer un processus de défense particulier : La granulation.

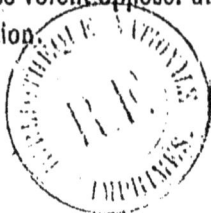

Fig.1

Fig.1'

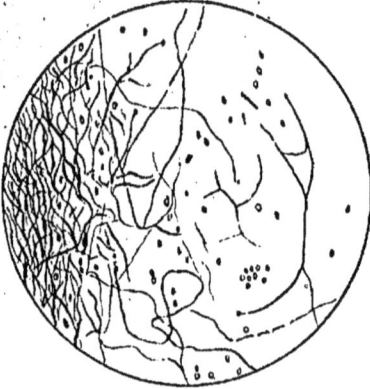

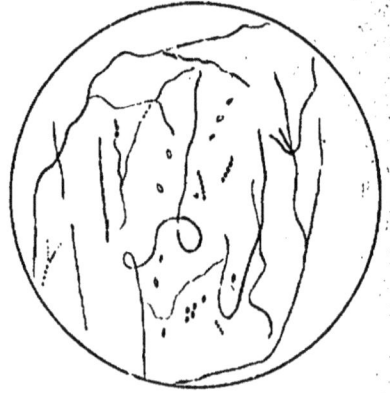

– Leitz –
Oculaire . N°5
Objectif Immersion 1/12

– Leitz –
Oculaire . N°5
Objectif Immersion 1/12

Fig. 2

Fig. 3

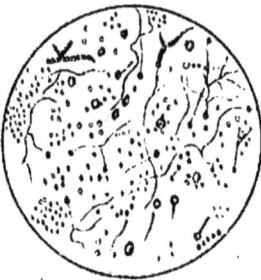

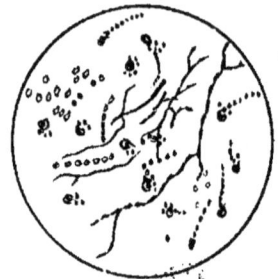

Reproduction : Goutte Pendante

Reproduction : Goutte Pendante

Fig 4

Fig 5

Fig. 6

Fig. 7

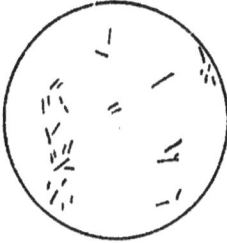

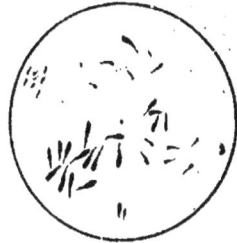

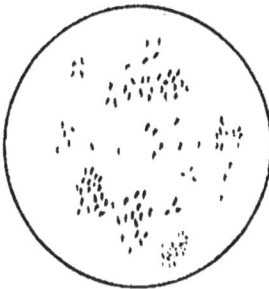

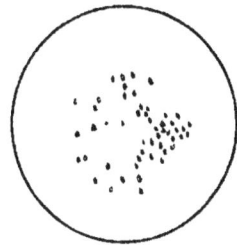

-Leitz -
Oculaire N°3
Objectif Immersion 4

-Leitz -
Oculaire N°3
Objectif Immersion 4

-Leitz -
Oculaire N°3.
Objectif Immersion 4.

-Leitz -
Oculaire N°3
Objectif Immersion 4

BIBLIOGRAPHIE

SUIVANT L'ORDRE ALPHABÉTIQUE DES AUTEURS

1. ACHALME. — Immunité dans les maladies infectieuses. Paris, 1894.
2. ALMQUIST. — Untersuchungen über einige Bacteriengattungen mit Mycelien. Zeitschrift für Hygiene, vol. VIII, 1890.
3. Annales d'oculistique, 53ᵉ année, tom. CIV, pag. 159 et suiv. Compte rendu du Congrès international de médecine de Berlin, 10ᵉ session, section d'ophtalmologie, 1890.
4. ARLT. — Du trachome de la conjonctive. Prague, 1850.
5. AUVRAY. — Sur la conjonctive granuleuse. L'épidémie des pupilles de la marine à Brest. Thèse de Paris, 1883.

6. BENSON. — Contribution à l'étiologie et à la thérapeutique du trachome (Dublin j. of. méd. sc., janvier 1883).
7. BERLIN. — Epidémie de trachome sur une famille de Uhus. Annales d'oculistique, 1882.
8. BERGER. — Rapports des maladies des yeux avec les maladies générales.
9. BRUTÉ. — Des granulations de la conjonctivite palpébrale et de leurs rapports avec les différents états constitutionnels. Archives d'ophtalmologie, 1881.
10. BRÜHL. — Des pseudo-tuberculoses parasitaires. Archives générales de médecine, janvier 1891.

11. CAUDRON. — Tares héréditaires. Tuberculose et syphilis. Revue générale d'ophtalmologie, mars 1887.
12. F. COHN. — Biologische Mittheilungen über Bacterien (II Jahres der Schlesischen Ges. Cultur, Breslau, 1874, pag. 116).

13. F. COHN. — Untersuchungen über Bacterien II, pag. 185 (Beiträge zur Biologie der Pflanzen, tom. I, Heft 3, Breslau, 1875).

14. CUNIER. — Ophtalmie dite militaire ou contagieuse. Historique. Annales d'oculistique, années 1846, 1847.

15. CROCQ. — Des granulations conjonctivales ; nouvelle doctrine du Dr Thiry. Annales d'oculistique, 1849.

16. DANIEL — Des complications des affections des voies lacrymales. Thèse de Montpellier, 1891.

17. DEBASSAUX. — Manifestations rhumatismales blennorrhagiques sur la conjonctive et l'urèthre. Thèse de Paris, 1880.

18. DEL MONTE. — Du trachome. Annali di Ottalmologia, 1874.

19. DÉMERY. — L'ophtalmie granuleuse à Montpellier. Thèse de Montpellier, 1890.

20 DESORMES. — Nature et traitement de la conjonctivite granuleuse. Thèse de Paris, 1886.

21. DONIA. — Annali dell' Instituto d'Igiene sper. della univ. di Roma, vol. I, nuova sériè, 1892, pag. 42.

22. DUCAMP. — Streptothrix fœrsteri rencontré dans une eau d'alimentation. Montpellier médical, 1894 (tom. III).

23. EPPINGER. — Ueber eine neue pathogene Cladothrix und eine durch sie hervorgerufen Pseudotuberculosis (Beit. zur pathologischen Anatomie und zur allgem. Pathologie. Iena, 1890).

24. EYDOUX. — Essai sur l'ophtalmie d'Egypte. Thèse de Montpellier, 1831.

25. FAGES. — Complications oculaires de la grippe. Archives d'ophtalmologie, 1890, pag. 136.

26. FICK. — Ueber Microorganismen im Conjonctivalsack, 1887 (Centralblatt für Bacteriologie und Parasitenunde).

27. FOERSTER. — Pilzmasse im unteren Thraenenkanaelchen, 1871.

28. FOUGEROUSSE. — Etude clinique sur la contagion et la marche de la conjonctivite granuleuse, étudiée spécialement dans la région lyonnaise. Thèse de Lyon, 1887.

29. FUCHS. — Les causes de la cécité (traduction française).

30. FUCHS. — L'ophtalmie égyptienne. Wiener klin. Wochensch., n° 12, 1894.

31. FULTON. — Pathologie et étiologie du trachome. Ophtalmie Record, août 1891.

32. GALLENGA. — Trachome. Bulletin d'oculistique, 1887.

33. GAYET. — Recherches expérimentales sur l'antisepsie et l'asepsie oculaires. Archives d'ophtalmologie, 1888, pag. 375 et suiv.

34. GAYET. — Eléments d'ophtalmologie, 1893.

35. GASPARINI. — Sopra una nuova specie appartenantò al genere streptothrix (Societa de Scienze Naturali. Pise, 1891).

36. GUÉNOD. — Bactériologie clinique de la conjonctive. Gazette des Hôpitaux, 1894, n° 107, pag. 990.

37. GERKEN. — Wiestnik ophtalmologii, 1892; analyse dans Annales d'oculistique, tom. CVIII, pag. 152.

38. GIFFORD. — Centralblatt, 1886.

39. GOMBERT. — Thèse de Montpellier, 1889. Microbes de la conjonctive à l'état normal.

40. GOLDZIEHER.—Conjonctivite syphilitique (Wien. méd. Wochensc., 1888, n° 7).

41. GRÆFE. — La blennorrhée oculaire d'Egypte épidémique et contagieuse dans les armées européennes. Berlin, 1823.

42. HIRSCHBERG et KRAUSE. — Contribution à la pathogénie des ophtalmies contagieuses. Centralblatt für praktische Augenheilkunde de Hirschberg, pag. 39-44, 1881.

43. HAAB. — Festch. f. Horner, 1881.

44. JAEGER. — L'ophtalmie d'Egypte. Vienne, 1840.

45. JALABERT. — La contagion granuleuse à Montpellier. Thèse de Montpellier, 1895.

46. JANIN. — De l'ophtalmie épidémique en Algérie. Thèse de Paris, 1848.

47. JOELSON. — Wiestnik Ophtalmologii, 1889, juillet-octobre.

48. KOCH. — Wiener méd. Wochenscarift, 1883.— Allg. Méd. Centralz, 1883.

49. KARTULIS. — Sur la conjonctivite catarrhale d'Egypte. Centralblatt für Bakterien med. Parasitenkunde, 1887.

50. KOUCHENSKI. — Etude bactériologique sur le trachome. Centr. f. praktische Augenh., pag. 225 et suiv., 1887; et Recueil médical de la Société des médecins du Caucase, n° 45, 1887.

51. LEBER. — Société ophtalmologique de Heidelberg, 13° réunion, 1881.

52. Logetchnikow. — Sur le microbe du trachome de Michel. Travaux de la Société physico-médicale de Moscou, 10 novembre, n° 15, 1886.

53. Leplat. — Annales de Médecine et de Chirurgie de Liège, 1885. La Prague Médicin, 1888.

54. Malgat. — Recueil d'ophtalmologie. Observations cliniques, 1889, octobre.

55. Mandelstamm. — Le processus trachomateux, étude clinique et histologique. Arch. für ophtalmol., 1883.

56. Marthen. — Expérimentelle Untersuchungen über antisepsis bei Augenoperationen und die bakteriologie des conjonctivalsackes. Beitrage zur Augenheilkunde. II. XII, 1893.

57. Max Gruber. — Compte rendu du Munchener medicinische Wochenschrift, 1891.

58. Meyer. — Traité des maladies des yeux.

59. Michel (de Wurtzbourg). — Le micro-organisme de l'ophtalmie d'Egypte. Annales d'oculistique, 50° année, n° 97, pag. 309, 1887, et Archiv. für Augenheilkunde, XVI, 1886.

60. Morano. — Du lymphome de la conjonctive oculaire. Annali di ottalmologia, 1874.

61. Morano. — Pathogénie des granulations de la conjonctive. Giorn. delle malattie degli ochi anno IV gennaio, 1880.

62. Morax. — Recherches bactériologiques sur l'étiologie des conjonctivites aiguës. Thèse de Paris, 1894.

63. Mutermilch. — De la nature du trachome. Annales d'oculistique, tom. CIX, janvier 1893.

64. Mutermilch. — Anatomie des inflammations de la conjonctive. Annales d'oculistique, octobre 1891 et mai 1892.

65. Nocard. — Note sur le Farcin du bœuf de la Guadeloupe. Annales de l'Institut Pasteur, tom. II, 1888.

66. Nuel et Leplat. — Annales d'oculistique, mars-avril 1889.

67. Neisser. — Centralb. f. Méd. Viss., 1879.

68. Noisewski. — Microsporon des granulations. Archiv. für Aug., 1891.

69. Nimier et Despagnet. — Traité d'ophtalmologie.

70. Omeltschenko. — Pathogénie du trachome. Contr. für prakt. Augenh., 1894.

71. Ottava. — L'étiologie du trachome. Centr. f. prak. Augenheilk., juillet 1893.

72. Panas. — Traité des maladies des yeux.

73. Panas. — Conjonctivites purulentes d'origine rhumatismale. Gazette médicale de Paris, 1883, pag. 210.

74. Pétresco (de Bukarest). — Sur la nature microbienne des granulations conjonctivales. Société française d'ophtalmologie, Annales d'oculistique, 51° année, tom. XCIX, pag. 212 et suiv., 1888.

75. Poncet. — Le microbe des granulations oculaires. Société de Chirurgie, 1886. Gazette des Hôpitaux, n° 43, 1886.

76. Raehlmann. — Du trachome. Sammlung Klinischer Vorträge herausgaben von Volkmann, n° 263. Leipzig, 1885.

77. Raehlmann. — Congrès de Berlin, 1890.

78. Reich. — Du trachome. Centralbl. f. prakt. Augenh., 1887.

79. Reuss. — Pilz concretion in den Thraenenrach, 1875.

80. Reid. — Pathologie du trachome et ses relations avec les autres formes d'inflammations conjonctivales. Société ophtalmologique du Royaume-Uni, octobre 1889.

81. Rimpler (Schmidt). — Congrès de Berlin, 1890.

82. Roux. — Précis d'analyse microbiologique des eaux.

83. Sattler. — Nature du trachome et de quelques autres affections conjonctivales, 13° réunion de Heildeberg, septembre 1881. Annales d'oculistique, 45° année, tom. LXXXVII, pag. 155, 1881, et Klin. Monatsbl., 1881 (supplément).
    Nouvelles recherches sur le trachome, avec remarques sur la genèse de la blennorrhée oculaire et de son traitement. Société ophtalmologique de Heidelberg, 1882 ; analyse dans Annales d'oculistique, 46° année, tom. XC, pag. 53.

84. Sauvageau et Radais. — Oospora. Annales de l'Institut Pasteur, 1892.

85. Schilling. — Berlin. klin. Wochenschrift, 1888, n° 22.

86. Schmidt. — Sur les micro-organismes du trachome et de quelques autres affections mycotiques de la conjonctive. Thèse de doctorat, Saint-Pétersbourg, 1887,

7

87. Shongolowitch. — Contribution à l'étude des micro-organismes du trachome. Thèse de Doctorat. Saint-Pétersbourg, 1890, et Saint-Pétersbourg. Wochenschr., 1890, n°⁸ 28, 29, 30.

88. Staderini. — Recherches sur l'histologie et la pathogenèse de la conjonctivite trachomateuse (analyse du Dr Bobone), dans Annales d'oculistique, 51° année, tom. XCIX, pag. 167 et suiv., et Annali di Ottalmologia, XVIᵉ année, V et VIᵉ fascicules, pag. 367 et suiv., 1887.

89. Terrier. — Remarques cliniques sur un cas d'ophtalmie dans le cours d'un rhumatisme articulaire aigu. Archives d'ophtalmologie, 1884.

90. Thiry. — Des granulations conjonctivales. Identité entre l'ophtalmie militaire et l'ophtalmie blennorrhagique. Annales d'oculistique, 1849.

91. Thomas. — Des granulations de la conjonctive. Thèse de Paris, 1850.

92. Touchet. — Des conjonctivites rhumatismales aiguës. Thèse de Paris, 1884.

93. Trousseau. — Travaux d'ophtalmologie, 1891.

94. Truc. — Lymphatisme et trachome. Annales d'oculistique, tom. CVI, août 1891.
Quelques rapports entre les ophtalmies granuleuses, lymphatiques et lacrymales (Montpellier médical, 1891).
Ophtalmie granuleuse à Montpellier. Montpellier médical, 1891.

95. Valude. — De la tuberculose oculaire. Etudes cliniques et expérimentales, février 1887.

96. Vaccary. — Des conjonctivites de nature arthritique ou herpétique. Thèse de Paris, 1879.

97. Wallerstein. — Berlin. klin. Wochenschrift, 1888, n° 20.

98. Weechs. — The bacillus of acute conjonctival catarrh. or « pink ege ».
Archiv. of. Ophtalmologie, vol. XV, 1886.
The pathogénie Microbe of acute catarrhal conjonctivitis. New-York, 1887, et The Méd. Rec., 21 mai 1887.

99. Vennemann. — De la contagion de l'ophtalmie trachomateuse en Belgique. Annales d'oculistique, 1889, janvier-février.

100. Vetch. — L'ophtalmie qui s'est montrée en Angleterre depuis le retour de l'armée anglaise. Londres, 1807.

101. Wecker et Landolt. — Traité complet d'ophtalmologie.

102. Villard. — Anatomie pathologique de la conjonctivite granuleuse. Thèse de Montpellier, 1896.

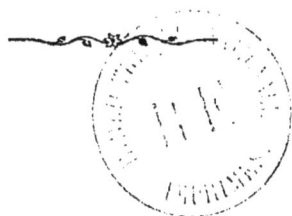

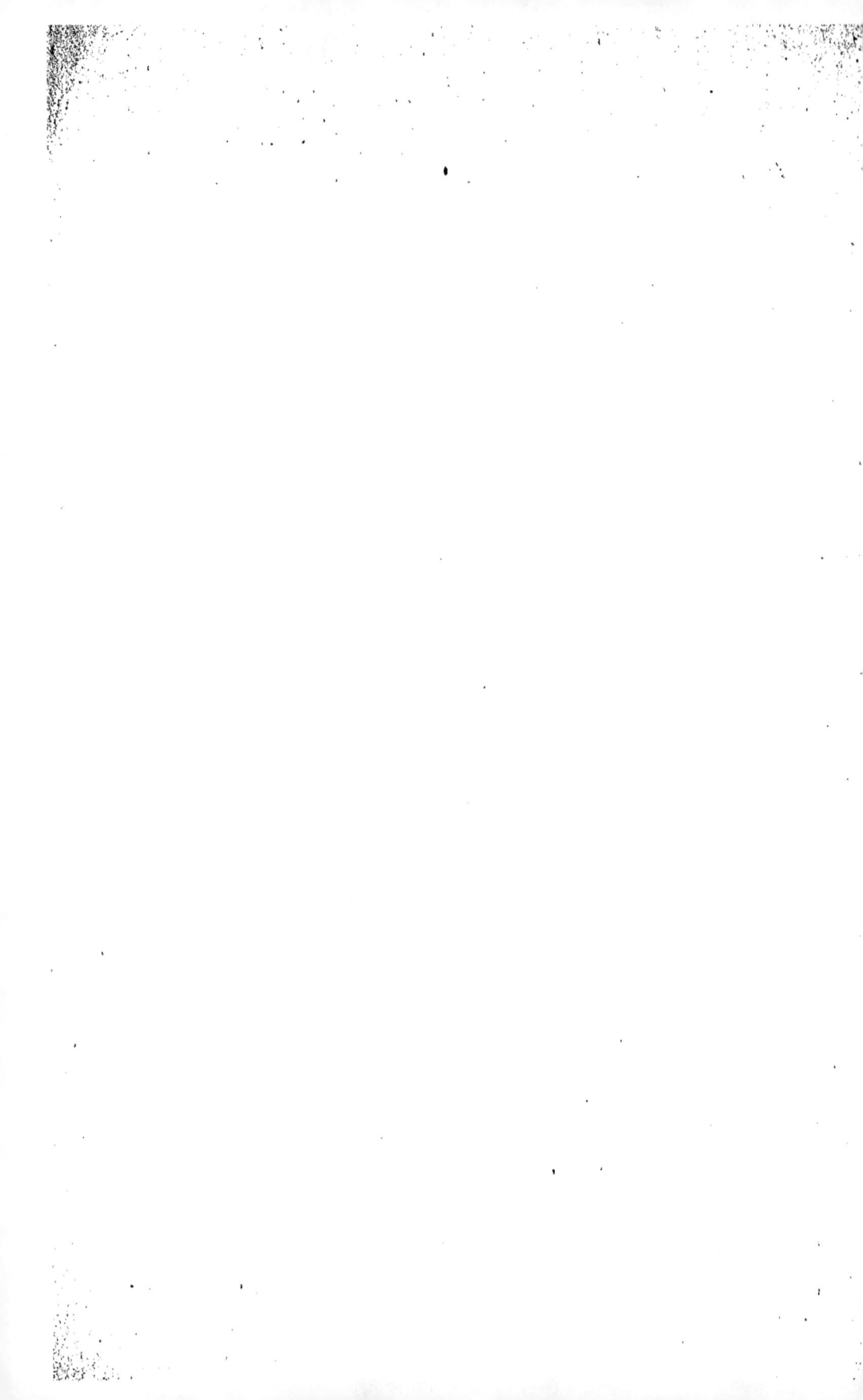

www.ingramcontent.com/pod-product-compliance
Lightning Source LLC
Chambersburg PA
CBHW050552210326
41521CB00008B/939